Sushant Gupta

Medições comportamentais dos limiares auditivos

Sushant Gupta

Medições comportamentais dos limiares auditivos

Medições dos limiares auditivos normais utilizando como estímulo o clique e o tom puro

ScienciaScripts

Imprint

Any brand names and product names mentioned in this book are subject to trademark, brand or patent protection and are trademarks or registered trademarks of their respective holders. The use of brand names, product names, common names, trade names, product descriptions etc. even without a particular marking in this work is in no way to be construed to mean that such names may be regarded as unrestricted in respect of trademark and brand protection legislation and could thus be used by anyone.

Cover image: www.ingimage.com

This book is a translation from the original published under ISBN 978-3-659-81980-3.

Publisher:
Sciencia Scripts
is a trademark of
Dodo Books Indian Ocean Ltd. and OmniScriptum S.R.L publishing group

120 High Road, East Finchley, London, N2 9ED, United Kingdom
Str. Armeneasca 28/1, office 1, Chisinau MD-2012, Republic of Moldova, Europe
Printed at: see last page
ISBN: 978-620-8-23387-7

RECONHECIMENTO

Antes de mais, gostaria de agradecer ao meu pai e à minha mãe. Sem eles, nunca teria conseguido. Gostaria também de agradecer ao Dr. Siddhartha Jaiswal, ao Dr. Harmurti Singh (os meus 2 jiju) e a duas irmãs maravilhosas, a Dra. Gauravi Gupta e a Dra. Namrata Gupta, por me terem sempre encorajado e motivado ao longo de todo o estudo de investigação e para perseguir os meus sonhos.

Estou muito grato ao meu orientador, Dr. Mohd. Shamim Ansari, sem cujo apoio e orientação nunca teria sido capaz de ultrapassar os desafios que se colocaram no meu caminho durante este estudo. Gostaria também de agradecer ao Sr. Shivraj Bhimte por me ter ajudado na análise dos meus dados estatísticos.

Gostaria também de agradecer ao Diretor, Dr. A.K. Sinha, por me ter permitido realizar esta investigação no Ali Yavar Jung National Institute for the Hearing Handicapped em Mumbai e um grande obrigado a todo o corpo docente do AYJNIHH Mumbai.

Um grande agradecimento à Dra. Mansi Doshi, que me ajudou efetivamente na recolha de dados e na edição da investigação. Sem ela, o projeto não teria sido concluído.

ÍNDICE DE CONTEÚDOS

CAPÍTULO 1
INTRODUÇÃO

1.1 Introdução

O ouvido humano é uma estrutura complexa, mas delicada, concebida para desempenhar uma série de funções: capacidade de ouvir sons muito suaves numa vasta gama de frequências, bem como tolerar sons muito altos, discriminar entre sons que variam em altura e intensidade; localizar a direção de chegada de um som na presença de ruído, selecionar o som de interesse dos sons de fundo circundantes (Moller, A. R.,(2000):Hearing: Its Physiology and path physiology).

A audição desempenha um papel vital na vida humana de forma distinta. O sentido da audição dá-nos uma sensação de segurança e de participação na vida. Mais importante ainda, a audição é de extrema importância para o desenvolvimento das competências linguísticas e da fala, das quais depende a vida futura. A diminuição da acuidade auditiva, seja qual for o seu grau e tipo, interfere no desenvolvimento das competências linguísticas e da fala, no desenvolvimento psicossocial e cognitivo e no desempenho escolar. Além disso, uma sensibilidade auditiva normal é essencial para a manutenção e monitorização da produção e perceção da fala ao longo da vida.

O ouvido humano pode percecionar frequências na gama de 20 Hz a 20 000 Hz e intensidades de 0dB SPL a 10^{10} dB SPL com uma variedade de sons como tons puros, fala e música.

Os testes de audição são utilizados para avaliar a capacidade de ouvir diferentes sons e para determinar se existe alguma dificuldade em ouvir. Os testes de audição são efectuados principalmente em:

- Como protocolo de rotina em bebés e recém-nascidos para avaliar as suas capacidades auditivas.

- Avaliar a audição de um indivíduo que tenha problemas de audição ou que sofra de perda de audição.
- Verificar a aptidão médica
- Para efetuar o diagnóstico diferencial (funcional, coclear ou retro-ocular)
- Estimar as dificuldades de comunicação

Por isso, é importante realizar testes auditivos para um diagnóstico correto e um tratamento adequado.

1.2 MECANISMO DE AUDIÇÃO:

O fenómeno da audição é realizado por um órgão especializado denominado "ORELHA". O ouvido humano é constituído por três partes principais, como mostra a fig. 1.1.

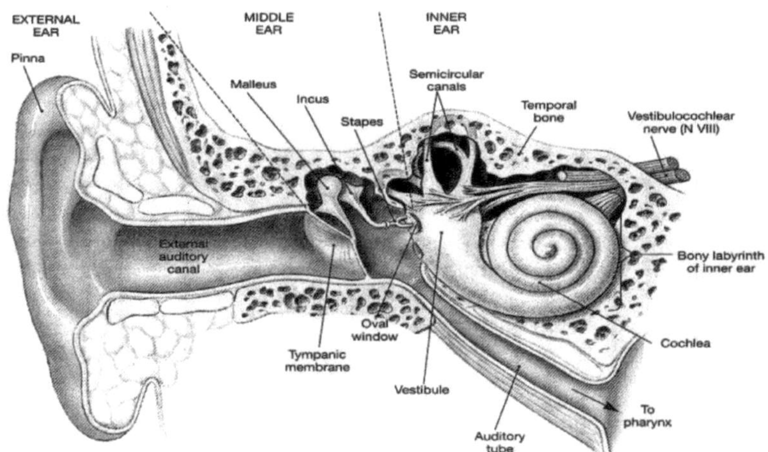

Figura 1.1 Secção transversal do ouvido humano

Ouvido externo - os sinais sonoros de entrada entram no ouvido externo e passam pelo canal auditivo para chegar ao tímpano (membrana timpânica), que vibra quando estimulado

Ouvido médio - É a cavidade cheia de ar que contém três pequenos ossos (martelo, bigorna e estribo) que vibram para transmitir as vibrações da membrana timpânica para o ouvido interno

Orelha interna - Contém dois órgãos principais: o sistema vestibular (o órgão do equilíbrio) e a cóclea (o órgão da audição). A cóclea está cheia de líquido e alberga o órgão sensorial da audição, denominado Órgão de Corti (OoC), que compreende estruturas delicadas: Células ciliadas externas (CCE) e células ciliadas internas (CCI). O OoC está situado na membrana basilar. A incidência do som induz ondas viajantes nos fluidos cocleares. Por sua vez, as pequenas células ciliadas movem-se e geram impulsos eléctricos. Os neurónios auditivos, ligados à base das células ciliadas, captam os impulsos e estimulam o nervo auditivo, que transporta a informação para o córtex auditivo para a audição e compreensão finais.

Qualquer lesão nestas três partes pode levar a uma perda auditiva de diferentes tipos e graus, pelo que é necessária uma avaliação auditiva para descobrir o local da lesão e classificar a perda auditiva em tipos e graus. A avaliação auditiva inclui vários testes para prever a capacidade da pessoa para detetar diferentes intensidades e frequências e classificar com precisão as perturbações auditivas.

1.3AVALIAÇÃO   DO APARELHO AUDITIVO

Existem vários instrumentos e métodos disponíveis para avaliar a sensibilidade auditiva. Estes testes são geralmente classificados como testes subjectivos e objectivos.

TESTES SUBJECTIVOS

Os testes subjectivos são também conhecidos como testes auditivos "comportamentais". Os limiares auditivos comportamentais podem ser obtidos utilizando tons puros e a fala como estímulo. Estes testes requerem a participação ativa dos sujeitos. As medidas de audiometria tonal e de audiometria vocal fornecem informações sobre o grau e a natureza da perda auditiva e prevêem a capacidade de perceção da fala para fins de comunicação. Assim, estes testes constituem o repertório básico do protocolo de avaliação da audição.

TESTES OBJECTIVOS

Os testes auditivos "objectivos", também conhecidos como testes electrofisiológicos, incluem a imitância, a audiometria, o teste do potencial evocado auditivo (PEA), as emissões otoacústicas (EOA) e a RAEE. Estes testes requerem apenas a cooperação passiva do participante. Os estímulos utilizados para estas medições objectivas da audição são o clique, as explosões de tons e os tons puros com modulação de frequência. Estes testes são efectuados para conhecer as causas potenciais das perturbações auditivas do sistema auditivo.

Independentemente do teste utilizado, o objetivo principal de qualquer teste é determinar o limiar de audição. O limiar auditivo medido é classificado de acordo com a Tabela 1.1 (ASHA, 1981). No entanto, os testes auditivos comportamentais são considerados mais precisos e eficientes na estimativa do grau de sensibilidade auditiva e fornecem um diagnóstico diferencial de vários tipos de perda auditiva, nomeadamente condutiva, neurossensorial e mista em crianças mais velhas e adultos. No entanto, os testes subjectivos nem sempre são possíveis de realizar em crianças muito pequenas e em populações difíceis de testar para prever limiares auditivos e detetar patologias auditivas.

Assim, sempre houve a necessidade de medições objectivas que possam ser utilizadas para prever o limiar auditivo em pessoas que não podem fornecer respostas comportamentais fiáveis ao som. As avaliações objectivas incluem a imitância, as respostas auditivas do tronco cerebral (ABR), as emissões otoacústicas (EOA) e a RAEE. No entanto, os resultados obtidos com estes testes não fornecem uma estimativa exacta do limiar auditivo, uma vez que o estímulo é gerado eletricamente e não corresponde ao som utilizado no ambiente para fins de comunicação.

MÉTODOS DE AVALIAÇÃO DA AUDIÇÃO

Alguns dos métodos de teste habitualmente utilizados para avaliar a audição incluem:

Audiometria tonal pura - Tons puros de diferentes intensidades e frequências, produzidos por um oscilador calibrado, são apresentados através dos auscultadores e o paciente é instruído a premir o botão de resposta ou a levantar o dedo como indicação da audibilidade do tom. O nível mínimo de intensidade a que o sujeito responde a 50% do estímulo apresentado é considerado como limiar. O método consiste na medição dos limiares auditivos através de dois transdutores, auscultadores supra-aurais ou circum-aurais e vibrador BC. Os limiares obtidos são representados num gráfico denominado "audiograma".

Potencial Evocado **Auditivo do Tronco Cerebral (PEATE)** - É um teste neurológico da função auditiva do tronco cerebral em resposta a um breve clique ou tom administrado por auricular. A resposta da forma de onda eliciada é medida por eléctrodos de superfície normalmente colocados no vértice do couro cabeludo e na mastoide. A amplitude (microvolt) do sinal é calculada como média e registada em função do tempo (milissegundos). As formas de onda ocorrem normalmente após 10 ms após o estímulo clique apresentado em intensidades elevadas (70 - 90 dBnNA). Caracteriza-se por 5 - 7 picos.

Emissões Otoacústicas (EOA) - Estímulos transitórios, como cliques, sons, pips, chirps, etc., são utilizados para evocar respostas do ouvido interno e são medidos através da colocação de um microfone em miniatura no canal auditivo.

1.3.1 AUDIOMETRIA TONAL PURA (PTA)

Terminologias para testes de tom puro

Audiograma

O audiograma é um gráfico da sensibilidade auditiva com a frequência na abcissa e a intensidade na ordenada. A frequência é o número de ciclos por unidade de tempo. O tom é o correlato percetivo da frequência. É medido em Hertz (Hz). Normalmente, as frequências de 250 Hz a 8000 Hz são utilizadas nos testes porque esta gama representa a maior parte do espetro da fala. A intensidade é medida de -10dBNA a 120dBNA. O limiar é obtido em cada frequência e representado num audiograma. Para estimar o limiar, considera-se o limiar médio a 500, 1000 e 2000Hz.

REFERÊNCIA SONORA E ESCALA DE DECIBÉIS

A intensidade é definida como a quantidade de energia transmitida por segundo numa área de um metro quadrado. A intensidade do som é medida em decibéis (dB). A escala de decibéis é relativa, ou seja, a intensidade de um determinado som é medida em relação a um determinado nível sonoro de referência.

Existem várias escalas de dB utilizadas para diferentes aplicações, sendo as mais comuns em audiometria a escala dBNA (Nível de Audição), a escala dBSPL (Nível de Pressão Sonora) e as escalas dB SL (Nível Sensorial) e dBpeakSPL.

dBSPL (dB Nível de pressão sonora)

A medição efectiva do nível de pressão sonora na pressão atmosférica é designada por nível de pressão sonora. Estas medidas são expressas como Nível de Pressão Sonora (SPL). A pressão sonora é medida em micro Pascal. O intervalo de som audível é de 20 - 200.000.000 micro Pascal. A escala dBSPL é uma escala logarítmica que representa estas unidades de uma forma manejável. O ouvido humano consegue detetar 20 microPascal a 1000Hz. Por conseguinte, este nível é considerado como a referência 0 em dBSPL (ver quadro 1.2). Por cada incremento de 20 decibéis, a pressão sonora aumenta dez vezes. Zero'0'dBSPL não significa ausência de som, significa apenas que a pressão de saída é zero dB acima da pressão de referência.

dB HL

0 dBNA representa a delectibilidade do limiar de cada frequência para uma população com audição normal, mas o nível de referência zero varia com a frequência (tabela 1.4). Assim, o dBNA não é equivalente ao Nível de Pressão Sonora (NPS), mas o American National Standards Institute (ANSI) definiu uma relação entre o NPS e o NPS para cada frequência audiométrica de 250 Hz - 8000 Hz, como mostra a Tabela 1.3. A medida de dB mais comum utilizada em audiologia e num audiograma de tom puro é a escala dB HL.

dBpicoSPL

dBpeakSPL é a medida da pressão sonora efectiva fornecida pelo sistema de geração de som. Esta unidade é utilizada para medir a intensidade de pico da pressão sonora ambiental ou o pico do estímulo filtrado, como o clique, em aparelhos de medição da audição, como o ABR ou as EOA, para efeitos de calibração.

Audiometria de tom puro

A audiometria tonal é a avaliação comportamental padrão utilizada para identificar os limiares auditivos de um indivíduo. Permite determinar o grau, o tipo e a configuração da perda auditiva, fornecendo assim a base para o diagnóstico e o tratamento.

Os tons puros são gerados por um audiómetro e apresentados ao paciente através de auscultadores ou, em alguns casos, através de altifalantes. O audiómetro permite ao audiologista selecionar os tons puros, a frequência e a intensidade, o transdutor através do qual os estímulos são apresentados e uma série de outros parâmetros de teste. Os transdutores incluem auscultadores de condução aérea supra-aurais, auscultadores de condução aérea circumaurais, auscultadores de condução aérea de inserção, vibrador de condução óssea e altifalantes.

Estes modos de apresentação do sinal avaliam todo o sistema auditivo: o ouvido externo, o canal auditivo, a membrana timpânica, o sistema do ouvido médio, a cóclea, o nervo auditivo, o tronco cerebral auditivo e o córtex auditivo.

PROCEDIMENTO PARA A AUDIOMETRIA TONAL

Os auscultadores são colocados acima dos ouvidos. O audiologista começa então a apresentar ao paciente tons puros de uma frequência, inicialmente a um nível de intensidade em que se supõe que ouve bastante bem. O tom é apresentado durante 1 a 2 segundos. Após o paciente demonstrar uma boa compreensão da tarefa e familiaridade com o tom, a intensidade é diminuída em passos de 10 a 15 dB até o paciente deixar de ouvir ou responder.

Depois, a intensidade é aumentada em passos de 5 dB até que o paciente responda, diminuída novamente e aumentada de novo em passos de 5 dB até que o paciente responda ao estímulo pelo menos 50% das vezes do tom apresentado numa determinada intensidade. Este método de medição do limiar é designado por **"paradigma ascendente-descendente de Hughson- Westlake modificado"**. Esta intensidade audível mais baixa é definida como o limiar do doente para essa frequência específica e é marcada no audiograma.

Este procedimento é então repetido para todas as outras frequências de teste para ambos os ouvidos. O teste de tom puro de condução óssea também é efectuado e a curva de limiar de tom puro de condução aérea e óssea para cada ouvido é estabelecida.

1.3.2 RESPOSTA AUDITIVA DO TRONCO CEREBRAL

A resposta auditiva do tronco cerebral (ABR) é um potencial evocado auditivo extraído da atividade eléctrica em curso no cérebro e registado através de eléctrodos colocados no couro cabeludo. O registo resultante é uma série de ondas positivas de vértice, das quais são avaliadas as ondas I (1 pico) até à onda VII (7 picos). Estas ondas, identificadas com números romanos segundo a **convenção de *Jewett* e *Williston***, ocorrem nos primeiros 10 milissegundos após o início de um estímulo auditivo.

FISIOLOGIA DO ABR

A audiometria de resposta auditiva do tronco cerebral (ABR) utiliza normalmente um estímulo de clique, que são respostas precoces/curtas e ocorrem nos 10ms seguintes ao início do estímulo. As ABR são as respostas estabelecidas que são geradas a partir da região basilar da cóclea. O sinal viaja ao longo da via auditiva desde o complexo nuclear coclear até aproximadamente ao Colículo Inferior. As ondas I e II do PEATE correspondem a potenciais de ação verdadeiros. As ondas posteriores podem refletir a atividade pós-sináptica nos principais centros auditivos do tronco cerebral que contribuem concomitantemente para os picos e vales das ondas. Os picos positivos das ondas reflectem a atividade combinada aferente (e provavelmente eferente) das vias axonais do tronco cerebral auditivo.

GERADORES DE FORMAS DE ONDA

Onda I: Acredita-se que as respostas se originam da atividade aferente das fibras do NC VIII (neurónios de primeira ordem) à medida que deixam a cóclea e entram no canal auditivo interno. É a representação de campo distante do potencial de ação do nervo auditivo composto na porção distal do nervo craniano (NC) VIII.

Onda II: É gerada a partir do VIII nervo proximal quando este entra no tronco cerebral.

Onda III: Surge da atividade dos neurónios de segunda ordem (para além do NC VIII) no núcleo coclear ou perto dele. O núcleo coclear contém aproximadamente 100.000

neurónios, a maioria dos quais é inervada por fibras do oitavo nervo.

Onda IV: Pensa-se que a onda IV do PEATE, que muitas vezes partilha o mesmo pico com a onda V, provém de neurónios de terceira ordem da ponte, localizados principalmente no Complexo Olivar Superior (COS), mas podem surgir contribuições adicionais do núcleo coclear e do núcleo do lemnisco lateral.

Onda V: Acredita-se que tenha origem na vizinhança do colículo inferior. A atividade dos neurónios de segunda ordem também pode contribuir de alguma forma para produzir a onda V. O colículo inferior é uma estrutura complexa, com mais de 99% dos axónios das regiões auditivas inferiores do tronco cerebral a projectarem-se através do lemnisco lateral para o colículo inferior. A onda V do PEATE é o componente mais frequentemente analisado nas aplicações clínicas do PEATE.

Ondas VI e VII: A origem talâmica (corpo geniculado medial) é sugerida para a geração das ondas VI e VII, mas o local real de geração ainda é incerto na literatura.

APLICAÇÃO DE ABR

A aplicação mais pertinente da ABR é

- estimativa do limiar auditivo em crianças e populações difíceis de testar
- Diagnóstico diferencial entre coclear e retro-coclear
- Deteção de neuropatologia auditiva
- Estudar o efeito do desenvolvimento e do envelhecimento nas estruturas auditivas.
- monitorização intra-operatória durante a IC, monitorização da ototoxicidade
- Determinação do tipo e grau de perda auditiva e deteção de lesões do nervo auditivo e do tronco cerebral.

PARÂMETROS DE REGISTO

Montagem de eléctrodos: A maior parte das vezes é realizada com uma montagem vertical (testa alta [ativa ou positiva], lóbulos das orelhas ou mastóides [referência direita e esquerda ou negativa], testa baixa [terra]

Impedância: 5 kΩs ou menos (também igual entre eléctrodos)

Definições do filtro: Largura de banda de 30-1500 Hz

Período de tempo: 10ms (mínimo)

Taxa de amostragem: fixado em 256 ou 512

Intensidade: início a 70 dBnHL

Tipo de estímulo: clique (100 µs de duração)

Tipo de transdutor: inserção, vibrador ósseo, campo sonoro, auscultadores

Taxa de estimulação ou de repetição: 21.1

Amplificação: 100-150K

Número de médias/varrimentos: 2000 mínimo

Polaridade: Rarefação e condensação

INTERPRETAÇÃO DA ABR

A estimativa do limiar da resposta auditiva do tronco cerebral (ABR) é um componente importante da abordagem da bateria de testes na avaliação da audição e, na maioria das vezes, o ABR é a única medida disponível para fazer o diagnóstico e decidir sobre estratégias de tratamento médico e de reabilitação.

Na interpretação do ABR, são considerados os dois parâmetros da forma de onda, ou seja, a latência e a amplitude. As latências absolutas e a amplitude do pico, as diferenças interpicos e a latência e amplitude interaural (a diferença na latência/amplitude da onda V entre os ouvidos) são tidas em consideração para a estimativa do limiar e a interpretação do diagnóstico. A latência, as latências interpicos representam a transmissão neuronal e a amplitude indica a força do disparo neuronal.

No entanto, o ABR é um teste objetivo e, nos últimos anos, foram desenvolvidas normas para definir a recolha mínima de dados necessária para uma estimativa fiável do limiar (Stevens, 1999). No entanto, a determinação do limiar e a interpretação dos traços do ABR dependem, em grande medida, do julgamento subjetivo do examinador, não existindo critérios objectivos acordados profissionalmente em relação aos quais os resultados possam ser avaliados.

NECESSIDADE DO ESTUDO

Devido ao envolvimento subjetivo, existe um conflito na literatura no que diz respeito à precisão da estimativa do limiar de audição através da medição do PEATE. Por isso, foi proposto o presente estudo. Portanto, o objetivo do presente estudo foi descrever a precisão com que os limiares do PEATE podem ser usados para prever limiares de tons puros. Todos os dados de potenciais evocados apresentados neste trabalho foram coletados como parte de avaliações clínicas de rotina do PEATE, nas quais a ordem dos estímulos foi priorizada para fornecer informações importantes no menor tempo possível. Na avaliação clínica ideal, o objetivo era obter informações sobre a sensibilidade de baixa frequência, média frequência e alta frequência bilateralmente.

Além disso, há uma variedade de estímulos utilizados na avaliação clínica da audição, de forma subjectiva e objetiva, que incluem tons puros, NBN, BBN e fala como estímulos para avaliar o limiar auditivo, tendo sido estabelecida uma correlação da previsão do limiar. O clique é também um estímulo de banda larga, mas este estímulo ainda não foi utilizado para obter o limiar comportamental. A hipótese é que o estímulo clique poderia ser um estímulo benéfico como qualquer outro estímulo BB na avaliação da audição. Portanto, o presente estudo foi realizado para explorar a viabilidade de usar o clique como um estímulo na medição do limiar.

Por conseguinte, o objetivo do estudo foi obter os limiares auditivos comportamentais utilizando dois estímulos diferentes, ou seja, tons puros e cliques, e estabelecer a correlação com os limiares do PEATE evocados por cliques.

CAPÍTULO 2
FINALIDADE E OBJECTIVOS

OBJECTIVO DO ESTUDO:

Determinar a correlação entre o limiar comportamental de tom puro, o limiar comportamental de clique e o limiar de ABR evocado por clique.

OBJECTIVOS DO ESTUDO:

1. Para determinar o limiar de tom puro para frequências de oitava de 250Hz a 8000Hz e o limiar de clique comportamental.

2. Registar os limiares de ABR evocados por clique e correlacionar com os limiares de tom puro.

3. Obter a correlação entre o tom puro comportamental, o clique comportamental e o limiar do PEATE evocado por clique em indivíduos com audição normal.

HIPÓTESE:

1. Não existe uma correlação estatisticamente significativa entre os limiares comportamentais de clique e os limiares de tom puro no que respeita à PTA_1 e à $PTA._2$

2. Não existe uma correlação estatisticamente significativa entre o limiar comportamental dos cliques e o limiar estimado do PEATE evocado por cliques.

3. Não existe não há correlação estatisticamente significativa entre o limiar comportamental para o clique e as frequências de oitava do tom puro de 250Hz a 8000Hz e o limiar estimado do PEATE evocado pelo clique.

CAPÍTULO 3
REVISÃO DA LITERATURA

A audição normal é essencial para o desenvolvimento da fala e da linguagem. O desenvolvimento da comunicação oral é dificultado em indivíduos que têm perda auditiva congénita e deteriora-se em indivíduos com perda auditiva adquirida. Os indivíduos com deficiência auditiva enfrentam muitos problemas, como a dificuldade em compreender o discurso, particularmente em condições de audição adversas, a audição de sons suaves e a perceção do discurso prejudicada.

Por conseguinte, uma estimativa exacta e adequada da audição é essencial para os indivíduos com deficiência auditiva, para que se possa proceder a um tratamento adequado. Atualmente, existem muitos testes e procedimentos disponíveis para avaliar a audição. Os testes de avaliação da audição habitualmente utilizados são a audiometria tonal, a audiometria vocal, a audiometria de imitância e a audiometria de resposta evocada do tronco cerebral (BERA). No entanto, o teste básico padrão-ouro para a estimativa do limiar utilizado em todo o mundo para a avaliação da audição é a audiometria tonal (PTA) e a audiometria vocal em crianças, adultos e na população geriátrica.

No entanto, a audiometria tonal não pode ser realizada em bebés e em algumas populações difíceis de testar, como indivíduos com defeitos cognitivos e problemas de atenção. Nestas populações, a estimativa do limiar pode ser feita com a ajuda de outros testes objectivos. A medição da resposta auditiva do tronco cerebral ao estímulo de clique IQQps é geralmente utilizada para estimar a audição e para avaliar patologias auditivas. Foram efectuados vários estudos para estabelecer uma correlação com o limiar comportamental do estímulo de tom puro.

IMPORTÂNCIA DO ABR NA AVALIAÇÃO DA AUDIÇÃO

Desde há cerca de quatro décadas, as medições do Potencial Evocado Auditivo de Tronco Encefálico (PEATE) por clique representam a principal ferramenta para a identificação e diagnóstico da perda auditiva (Galambos e Hecox, 1978; Schulman - Galambos e Galambos, 1979; Galambos et al., 1984). Assim, o PEATE é um componente importante da bateria de testes do audiologista e foi desenvolvido como um procedimento padrão na avaliação e estimativa da audição em bebés, crianças mais velhas com défices físicos e cognitivos, problemas de atenção e crianças e adultos que apresentam perda auditiva não orgânica. Embora nos últimos anos tenham sido desenvolvidas normas para definir a recolha mínima de dados necessária para uma estimativa fiável dos limiares [Stevens, 1999 citado por Vilder & Parker (2004)].

BASE NEUROBIOLÓGICA DA MEDIÇÃO DE ABR

Quando estimuladas com um clique, há uma maior sincronia de descargas entre as fibras nervosas auditivas que inervam a base da cóclea ou região de alta frequência, em comparação com as descargas mais dispersivas que ocorrem no seu ápice ou região de baixa frequência. Embora as fibras que inervam locais ao longo de toda a cóclea respondam quando os cliques são apresentados ao ouvido, há uma maior sincronia para as fibras de maior frequência, o que pode explicar a natureza dependente da frequência das correlações entre os limiares electrofisiológicos para os cliques e os limiares comportamentais para os tons puros.

RELAÇÃO ENTRE OS LIMIARES ABR EVOCADOS PELO CLIQUE E OS LIMIARES COMPORTAMENTAIS

Vários estudos descrevem a relação entre os limiares do PEATE evocado por clique e os limiares comportamentais. Um estudo realizado por Jerger (1978) previu o nível de perda auditiva neurossensorial a partir da resposta evocada do tronco encefálico. Foi realizada uma análise de correlação entre o limiar da resposta auditiva evocada do tronco encefálico (ABR), a latência e vários índices audiométricos em 275 orelhas com diferentes graus e configurações de perda auditiva neurossensorial. O resultado do estudo confirmou a sensibilidade na região de 1000Hz a 4000Hz para a resposta do tronco encefálico.

A sensibilidade nesta região de frequência é melhor prevista como 0,6 do limiar do PEATE. A latência da resposta evocada do tronco encefálico na faixa de 70 a 90 dB de nível de audição aumenta cerca de 0,2 ms para cada aumento de 30 dB na inclinação do contorno audiométrico entre 1000 Hz e 4000 Hz. Por fim, concluiu-se que a forma audiométrica parece ser mais importante do que a sensibilidade absoluta às altas frequências na determinação da latência do PEATE.

Gorga et al (1985) estudaram os aspectos das respostas auditivas do tronco cerebral (ABR) e o limiar comportamental de tons puros em pacientes com perda auditiva coclear. Os limiares do ABR evocado por clique pareceram estar mais relacionados com os limiares audiométricos em 2000 e 4000 Hz, com uma concordância relativamente fraca em 1000 ou 8000 Hz. Os resultados deste estudo foram relacionados com o espetro de amplitude do estímulo eliciador. O slope da função latência-intensidade da onda V parece estar relacionado com a configuração da perda auditiva.

Os pacientes com perdas neurossensoriais de alta frequência apresentaram slopes mais acentuados do que os indivíduos normais, enquanto os pacientes com perdas neurossensoriais planas apresentaram slopes mais rasos. Esses resultados foram relacionados ao princípio de que a latência da resposta é determinada pela região coclear que predomina no ABR para diferentes intensidades de estímulo.

Van der Drift et al., em 1987, realizaram um estudo no qual compararam os limiares de resposta auditiva do tronco encefálico de 209 orelhas com perda auditiva coclear com os limiares de tons puros. Verificou-se que o limiar de tom puro na região de 2000Hz a 4000Hz tinha uma relação de um para um com o limiar de resposta auditiva do tronco encefálico. O limiar estimado apresentou erro padrão de 11dB. Uma pequena parte desse erro foi atribuída a erros na medição dos limiares do PEATE e dos limiares médios de tom puro em 2000Hz - 4000Hz. No entanto, relataram que a maior parte do erro foi devido a fatores desconhecidos envolvidos na relação fisiológica entre os dois limiares.

Os estudos acima indicaram que as correlações mais fortes foram observadas entre os limiares de ABR evocados por cliques e os limiares de tons puros em 2000Hz e 4000Hz. Esse achado pode parecer surpreendente, dado o amplo espetro de amplitude dos cliques (limitado principalmente pela resposta de frequência do transdutor); no entanto, essa associação entre o PEATE e os limiares comportamentais pode ser uma consequência da resposta do sistema auditivo periférico a estímulos impulsivos.

Em contraste com os estudos de ABR acima, outros relataram uma menor concordância entre as respostas evocadas por clique e os limiares comportamentais nessas frequências de 2000Hz - 4000Hz. Stapells et al (1997) afirmaram que os PEATEs para estímulos AC apresentados em ruído entalhado fornecem estimativas razoavelmente precisas da sensibilidade auditiva de tons puros de 500 Hz a 4000 Hz.

Este resultado foi atribuído ao largo espetro do clique, que provoca a excitação de fibras que inervam essencialmente todos os locais da cóclea. Nesta circunstância, o limiar evocado pelo clique poderia estar relacionado com as frequências) para as quais a audição é melhor. Tendo em conta estes resultados contraditórios, poderá ser útil explorar melhor a relação entre os limiares do PEATE evocado pelo clique e os limiares para tons puros, especialmente para as frequências em que se sugere que as duas estimativas estão correlacionadas.

POTENCIAIS EVOCADOS DE FREQUÊNCIA ESPECÍFICA

Independentemente do ponto de vista correto, permanece a necessidade de fornecer estimativas de limiar para outras frequências além de 2000Hz e 4000Hz. Mesmo entre os estudos que relatam boas correlações entre os limiares de ABR evocados por cliques e os limiares comportamentais de alta frequência, as limitações dessas previsões para frequências mais baixas não são contestadas. Como conseqüência de todas essas questões, vários esforços foram empreendidos para fornecer estimativas de potenciais evocados específicos de freqüência (e talvez específicos de lugar) da função auditiva.

Uma abordagem para atingir este objetivo é a **técnica da resposta derivada**, originalmente descrita em estudos com animais por Teas et al. (1962) e alargada a humanos por Don e Eggermont (1978). Nesta abordagem, os cliques são apresentados com mascaradores de ruído passa-alto que são utilizados para impedir que as regiões cocleares de alta frequência (basais) respondam. A frequência passa-alta do mascarador é variada e as respostas na presença de mascaradores passa-alta adjacentes são subtraídas, resultando numa "resposta derivada" que se pensa incluir respostas provenientes de neurónios que inervam regiões cocleares limitadas pelas duas frequências de corte adjacentes.

Embora tenham sido relatadas previsões precisas de limiares de tons puros, essa técnica aparentemente não está em uso clínico generalizado para fins de estimativa de limiar. O procedimento, no entanto, está agora a ser considerado como parte de uma abordagem que pode ser usada para detetar pequenos Schwannomas Vestibulares e Hidropisia Coclear.

TONE BURST COMO ESTÍMULO PARA MEDIR RESPOSTAS EVOCADAS

A abordagem mais comum para a geração de estímulos envolve o uso de sinusóides ou rajadas de tons. O início rápido e a curta duração destes estímulos resultam numa energia centrada na frequência nominal do estímulo, mas dispersa para frequências mais altas e mais baixas.

A maneira pela qual esses estímulos são gated determina a distribuição espetral do estímulo. Esses estímulos de tone burst são de uso comum quando os ABRs são medidos em esforços para prever o audiograma de tons puros. Outros argumentam que, devido às respostas mecânicas cocleares e à dispersão da energia espetral caraterística das sinusóides breves, o uso de estímulos tone burst por si só é insuficiente para gerar uma resposta cujos limiares possam ser correlacionados com os limiares comportamentais na frequência nominal do teste.

RELAÇÃO ENTRE OS LIMIARES DE TONS PUROS E O ABR EVOCADO POR UMA EXPLOSÃO DE TONS

Foram descritos vários estudos em que foram comparados os limiares de tons puros e os limiares do PEATE evocado por tone burst. A concordância entre as duas medidas de limiares sugere que os limiares do PEATE evocado por tone burst podem ser usados para prever a magnitude e a configuração da perda auditiva (Suzuki et al., 1982).

Existem defensores de cada uma das técnicas acima referidas, embora se mantenha a discordância quanto à técnica mais aplicável na clínica. Um fator que deve ser considerado na aplicação clínica de qualquer técnica está relacionado com o tempo necessário para recolher os dados. O tempo de teste continua a ser um fator importante quando se realiza um ABR para fins de limiar.

O estudo de Gorga, Johnson, Kaminski, Beauchaine, Garner e Neely (2006) estimou os limiares de tons puros usando uma combinação de medidas de resposta auditiva de tronco encefálico evocada por clique e tone burst. Foi relatada uma correlação de 0,94 entre os limiares de ABR evocados por clique e o limiar médio de tom puro em 2000Hz e 4000Hz. Verificaram também que as correlações excederam 0,92 entre os limiares do PEATE para o tone burst de 250 Hz e os limiares comportamentais de baixa frequência (250 Hz, 500 Hz e a média dos limiares de tom puro a 250 e 500 Hz). O estudo também relata que correlações semelhantes ou mais altas foram observadas quando os limiares do PEATE em outras frequências foram comparados com os limiares de tom puro nas frequências correspondentes.

Assim, os estudos que relatam diferenças entre o PEATE e o limiar comportamental dependem do limiar comportamental, sendo que os limiares do PEATE superestimam o limiar comportamental nos casos de audição normal e subestimam o limiar comportamental nos casos de perda auditiva. Há estudos que sugerem que os limiares do PEATE podem ser utilizados para prever os limiares comportamentais de tom puro para uma vasta gama de frequências. Pelo contrário, outros estudos fornecem evidências de previsões apenas razoáveis ou limiares subestimados para casos de perda auditiva nas frequências de 2000 e 4000Hz a partir de limiares de ABR evocados por clique.

ESTIMATIVA DO LIMIAR COM ASSR, TONE BURST ABR E CLICK ABR

Em um estudo realizado por Wu Y, Wu H, Li Y, Zhang J. (2009), a previsão de limiar foi feita em adultos com audição normal usando RAEE, Tb-ABR e c-ABR. Os limiares de RAEE, Tb-ABR e c-ABR foram registados num grupo de adultos com audição normal (58 orelhas). Os limiares de potenciais evocados foram registados e comparados com os limiares comportamentais de tons puros. Os resultados sugeriram que tanto os limiares de RAEE quanto os limiares de Tb-ABR tinham altas correlações com os limiares de tom puro.

Os limiares do Tb-ABR foram registados muito mais próximos do limiar comportamental do que os limiares da RAEE. Houve uma relação linear entre os limiares do Peate-C e os limiares médios da audiometria tonal de 2000Hz e 4000Hz. Tanto o PEATE como a RAEE forneceram previsões razoavelmente precisas do limiar comportamental multifrequencial. O Tb-ABR combinado com o c-ABR pode aumentar a precisão da previsão do limiar comportamental.

Em um estudo realizado por Szymanska, Gryczynski & Pajor (2008), foi feita a estimativa de audiogramas comportamentais, limiares de resposta auditiva de tronco encefálico (ABR) e limiares de resposta auditiva de estado estável (ASSR) de adultos jovens com audição normal. Descobriu-se que os valores dos audiogramas de tom puro e dos limiares do PEATE diferem consideravelmente dos limiares da RAEE. Também foi observado que a diferença entre o limiar comportamental e o limiar dos PEATE é menor do que a diferença entre o limiar comportamental e o limiar da RAEE.

Este estudo mostrou que a técnica de respostas auditivas de estado estável não é um método útil na estimativa do limiar auditivo de adultos jovens com audição normal. Assim, pode ser visto a partir dos estudos acima que tem havido muitos esforços feitos a fim de encontrar uma relação entre a resposta ABR evocada por clique e limiares comportamentais de tom puro. A maioria dos estudos mostra que as respostas evocadas por clique se relacionam mais apenas em frequências mais altas, de 1000Hz a 4000Hz.

Muitos investigadores utilizaram diferentes estímulos para descobrir a co-relação específica da frequência das respostas do PEATE com as respostas comportamentais de tom puro. Verifica-se que a combinação de estímulos de tone burst e de clique para o PEATE proporciona uma co-relação mais específica em termos de frequência com os limiares de tons puros, mas, ao mesmo tempo, alguns investigadores também propuseram que os cliques isolados, se utilizados com uma máscara adequada, podem ser utilizados para prever limiares de tons puros específicos em termos de frequência.

Assim, existem limitações e controvérsias na estimativa do limiar com medidas de resposta auditiva do tronco encefálico. Assim, o teste comportamental utilizando o tom puro e outros estímulos de banda larga, como o NBN e a fala, continua a ser o teste padrão-ouro para a avaliação da audição em bebés e em populações difíceis de testar. Os cliques, sendo um estímulo de largo espetro, podem ser usados como uma opção adicional para obter informações sobre a audição, especialmente na faixa de frequência de 1000Hz a 4000Hz. Existe a hipótese de que o clique pode ser considerado um estímulo para registar o limiar comportamental, tal como qualquer outro estímulo de banda larga. No entanto, tanto quanto sabemos, não foram relatados na literatura estudos que tenham usado o clique como um estímulo para determinar os limiares comportamentais.

Assim, o objetivo do estudo foi determinar e correlacionar o limiar comportamental utilizando cliques e Tons Puros e o PEATE evocado por cliques em adultos com audição normal. Pretende-se também estabelecer o clique como um estímulo adicional para a avaliação subjetiva da audição. Para testar a hipótese, foram obtidos os limiares auditivos comportamentais utilizando tom puro e clique e o limiar do PEATE evocado por clique em indivíduos com audição normal. Os limiares obtidos são analisados descritiva e estatisticamente no capítulo seguinte.

CAPÍTULO 4

METODOLOGIA

O objetivo do estudo foi estabelecer a correlação entre os limiares obtidos com a audiometria comportamental utilizando tons puros e clique como estímulo e o PEATE evocado por clique.

4.1 CONCEPÇÃO DA INVESTIGAÇÃO

Trata-se de uma conceção de investigação exploratória simples.

4.2 MÉTODO DE AMOSTRAGEM

O estudo utilizou o método de amostragem intencional simples para a seleção dos sujeitos.

4.3 LIBERTAÇÕES ÉTICAS

Todos os sujeitos participaram voluntariamente no estudo. Foi obtido o consentimento escrito (Anexo 1) de todos os sujeitos. Nenhum dos sujeitos foi submetido a qualquer procedimento invasivo ou experimental. Foi mantida a confidencialidade da identidade dos sujeitos.

4.4 ASSUNTOS

Foram selecionados 30 indivíduos de ambos os sexos, com idades compreendidas entre os 18 e os 40 anos. Os sujeitos selecionados eram estudantes universitários. A seleção dos sujeitos foi feita com base nos seguintes critérios de inclusão e exclusão.

Critérios de inclusão:

1. Adultos saudáveis com um limiar de audição > 15 dB.
2. Não foram registados problemas otológicos, incluindo zumbidos.
3. Ter uma sensibilidade auditiva normal dentro dos limites normais em ambos os ouvidos na gama de frequências de 250 Hz a 8 KHz, incluindo as frequências médias.

4. Timpanograma tipo "A" com reflexos presentes em níveis sensoriais normais, em ambos os ouvidos.

5. Presença de Emissões Otoacústicas

Critérios de exclusão: Foram excluídos os indivíduos com qualquer uma das seguintes condições anómalas:

1. Ter achados otológicos anormais
2. Fluido no ouvido médio ou qualquer outra infeção
3. Histórico familiar de perda auditiva
4. Estado neurológico e
5. Problemas médicos (diabetes mellitus, hipertensão, etc.)

4.5 INSTRUMENTAÇÃO

Para a audiometria tonal foi utilizado um audiómetro de dois canais calibrado de acordo com as normas, ou seja, o GSI-61. Os auscultadores TDH 39 foram utilizados para os limiares audiométricos AC e o vibrador B71 de ouvido de rádio foi utilizado para os limiares audiométricos BC.

Para a realização da timpanometria foi utilizado o analisador de orelha média GSI Tympstar - GrasonStadler Versão 2, com tom de sonda de 226 Hz. Este analisador é microprocessado, sendo capaz de apresentar diferentes frequências de sonda, com calibração de estímulos para os reflexos acústicos em decibel nível de audição (dBNA), tanto contralateral quanto ipsilateral. A utilização do estímulo ipsilateral pela tecnologia Multiplexed permite a redução dos artefatos, pois separa a frequência para o estímulo reflexo (500 Hz, 1000 Hz, 2000 Hz, 4000 Hz e ruído de banda larga - BBN) e para a sonda de impedância (226 Hz, 678 Hz ou 1000 Hz)

CALIBRAÇÃO:

Os instrumentos utilizados foram calibrados de acordo com as normas ANSI previstas para a calibração de instrumentos.

4.6 PROCEDIMENTO

4.6.1 CONSENTIMENTO INFORMADO E ANAMNESE

Os participantes foram informados sobre o procedimento do teste. Antes do teste, foi obtido um consentimento informado por escrito do participante. Foram fornecidas instruções verbais e escritas aos participantes. O formulário de consentimento utilizado no presente estudo é apresentado no Anexo I. A história do caso foi recolhida para determinar os critérios de inclusão e exclusão e é apresentada no Anexo II. Só foram incluídos os indivíduos que cumpriam os critérios de inclusão no estudo.

4.6.2 OTOSCOPIA

Antes de inserir o cone do otoscópio no canal auditivo, o ouvido externo foi inspeccionado para detetar quaisquer sinais de doença que possam estar relacionados com os sintomas do doente.

Exame do canal auditivo externo: O exame é efectuado puxando suavemente a parte externa da orelha para cima e para trás. Esta ação endireita o canal auditivo externo, que tem uma curva natural, e facilita a visualização do tímpano. O canal auditivo externo normal tem alguns pêlos, muitas vezes revestidos de cera amarela a castanha.
Exame do tímpano: O tímpano normal de cor cinzento-rosada e de forma oval foi encontrado nos indivíduos selecionados.

4.6.3 AUDIOMETRIA TONAL

PROCEDIMENTOS

Os procedimentos envolveram a medição dos limiares de condução aérea (AC) e de condução óssea (BC).

EQUIPAMENTO AUDIOMÉTRICO

O audiómetro, os transdutores e o botão de resposta foram limpos. Os audiómetros cumpriram os requisitos de desempenho e calibração das normas ANSI relevantes e actuais.

AMBIENTE DE TESTE AUDIOMÉTRICO

O rosto do sujeito estava claramente visível para o examinador. O sujeito não podia ver o examinador a ajustar os comandos do audiómetro. Foi possível a comunicação audível com o sujeito. O examinador estava atento aos problemas de ruído intermitente ou transitório durante o teste.

PREPARAÇÃO DOS OBJECTOS DE ENSAIO

O examinador adoptou uma estratégia de comunicação eficaz com o sujeito durante todo o processo, tendo em conta a idade, a audição, as competências linguísticas e quaisquer outras possíveis dificuldades de comunicação do sujeito. Foram registados quaisquer problemas de comunicação significativos, uma vez que estes podem afetar o desempenho do sujeito. O sujeito foi questionado sobre qualquer exposição a ruídos fortes durante as 14 horas anteriores, uma vez que tal pode causar uma perda auditiva temporária. Se a resposta fosse afirmativa, o sujeito não era considerado para o teste.

Foi perguntado aos sujeitos se tinham zumbido, uma vez que este pode afetar a sua capacidade de detetar tons num ou em ambos os ouvidos. Perguntou-se aos sujeitos se tinham melhor audição num dos ouvidos; em caso afirmativo, o teste foi iniciado nesse ouvido; caso contrário, o teste foi iniciado no ouvido direito. Os sujeitos foram informados sobre a possibilidade de falar durante o teste. Depois de dadas as instruções para o teste, foram retirados quaisquer óculos, chapéus ou brincos que pudessem obstruir a colocação correta dos transdutores, causar desconforto ou afetar a transmissão do som. Sempre que possível, não se permitia que o cabelo, lenços, etc., ficassem entre a orelha e o transdutor.

TEMPO DE TESTE

Foi tomado cuidado para não cansar o sujeito, pois isso pode afetar a fiabilidade dos resultados do teste. A duração média do teste foi de 20 minutos. Se o tempo de teste ultrapassasse os 20 minutos, o sujeito fazia uma pequena pausa.

4.6.3.1 AUDIOMETRIA DE CONDUÇÃO AÉREA e CONDUÇÃO ÓSSEA AUDIOMETRIA

INSTRUÇÕES

Os sujeitos foram instruídos da seguinte forma:

"Vou testar a tua audição medindo os sons mais silenciosos que consegues ouvir. Assim que ouvir um som (tom), prima o botão. Mantenha-o premido enquanto ouvir o som (tom), independentemente do ouvido em que o ouve. Solte o botão assim que deixar de ouvir o som. Qualquer que seja o som e por mais fraco que seja, prima o botão assim que achar que o ouve e solte-o assim que achar que parou."

Foi fornecida uma redação alternativa aos sujeitos, mas foram incluídos os pontos cardinais da instrução padrão da audiometria tonal. Após a instrução completa, foi também pedido aos sujeitos que se sentassem calmamente e respondessem de acordo com as instruções durante o procedimento. Foi-lhes permitido interromper o teste em caso de qualquer desconforto.

FONES DE OUVIDO

Os auscultadores supra-aurais foram utilizados para o teste de condução aérea e o BC-70 foi utilizado como vibrador ósseo para o teste de condução óssea. Os auriculares supra-aurais (Telephonics TDH39 e TDH49) assentam na orelha e têm sido tradicionalmente utilizados para a audiometria de condução aérea. A abertura sonora de um auricular supra-aural foi alinhada com a entrada do canal auditivo. Do mesmo modo, para o teste de condução óssea, o vibrador ósseo foi corretamente colocado na região da mastoide, sem qualquer obstrução intermédia, como cabelos ou lenços, etc.

ENCOMENDA DE TESTE

O teste iniciou-se com a obtenção dos limiares de Condução Aérea e, posteriormente, com a obtenção dos limiares de Condução Óssea. O teste de Condução Aérea foi iniciado com a orelha mais auditiva (de acordo com o relato do sujeito) e nas frequências de 1000 Hz, 2000 Hz, 3000 Hz, 4000 Hz, 6000 Hz, 8000 Hz, 500 Hz e 250 Hz.

O teste de condução óssea foi realizado na orelha de melhor resposta (de acordo com os limiares de condução aérea) e nas frequências de 1000 Hz, 2000 Hz, 4000 Hz, 5000 Hz e 250 Hz. Todos os sujeitos foram testados na mesma ordem de apresentação. A variabilidade do teste-reteste foi realizada a 1000 Hz para ambas as orelhas para o teste de CA.

TEMPO DOS ESTÍMULOS DE TESTE

A duração do tom apresentado variava entre 1 e 3 segundos. O intervalo entre os tons variava entre 1 segundo e pelo menos 3 segundos. O examinador certificou-se de que o tempo de cada tom não era previsível; as variações aleatórias das durações destinavam-se a evitar respostas falsas positivas.

MÉTODO DE DETERMINAÇÃO DO LIMIAR

O método de Hughson-Weslake, tradicionalmente utilizado, foi utilizado para a obtenção dos limiares comportamentais utilizando tons puros em cada frequência. O método é o seguinte:

1. O nível de intensidade do estímulo foi iniciado em 30 dB NA.
2. Após uma resposta positiva satisfatória, o nível do sinal sonoro foi diminuído em passos de 10 dB até não haver mais nenhuma resposta.

3. O nível do tom foi aumentado em passos de 5 dB até ocorrer uma resposta.

4. Após a primeira resposta, utilizando uma abordagem ascendente, o nível foi diminuído em 10 dB e foi iniciada outra série ascendente de 5 dB até o sujeito responder.

5. Continuou-se a diminuir o nível em 10 dB e a aumentar em 5 dB até o sujeito responder ao mesmo nível em duas de duas, três ou quatro (ou seja, 50 % ou mais) respostas na subida. Este foi o nível do limiar de audição.

6. Avançar para a frequência seguinte, começando num nível claramente audível (por exemplo, 30 dB acima do limiar adjacente e utilizar a sequência de 10 dB para baixo e 5 dB para cima descrita no passo 4 até o critério do limiar ser satisfeito.

Os indivíduos com sensibilidade auditiva bilateral foram encaminhados para o teste seguinte, denominado Imitanciometria.

4.6.4 AUDIOMETRIA DE IMITÂNCIA

Durante a audiometria de imitância, foram adoptados procedimentos relacionados com a higiene e o controlo de infecções para os testes. O timpanómetro e a ponta de sonda utilizados estavam limpos (ou seja, sem pó e sujidade e em conformidade com as normas locais de controlo de infecções). A ponta auricular utilizada nos diferentes indivíduos foi devidamente limpa com um desinfetante adequado.

A calibração da bomba de pressão do instrumento foi verificada diariamente através da inserção da sonda numa cavidade adequada fornecida pelo fabricante. O desempenho do instrumento foi também verificado num ouvido que produzisse um timpanograma normal e com picos (por exemplo, para garantir que a bomba está operacional e que o tubo não está bloqueado).

PREPARAÇÃO DA MATÉRIA

Antes da recolha de dados, foi perguntado aos indivíduos se tinham atualmente quaisquer sintomas relacionados com os ouvidos (incluindo desconforto, dor e descarga), ou se tinham sido tratados para quaisquer problemas relacionados com os ouvidos ou se tinham sido submetidos anteriormente a cirurgia envolvendo os ouvidos. Quaisquer sintomas, ou outras questões relevantes, foram explorados através de perguntas, conforme apropriado. Os sujeitos foram obrigados a sentar-se confortavelmente e foi-lhes pedido que permanecessem tão imóveis quanto possível durante o teste.

INSTRUÇÕES SOBRE O ASSUNTO

Foi adoptada uma estratégia de comunicação eficaz com o sujeito durante todo o teste, tendo em conta a sua idade, audição, capacidades linguísticas e quaisquer outras possíveis dificuldades de comunicação. O examinador explicou e, quando necessário, demonstrou o procedimento ao sujeito. Os sujeitos foram instruídos a comunicar imediatamente qualquer desconforto ou dor sentidos durante o teste.

Para a audiometria de imitância, foram utilizadas as seguintes instruções "Vou introduzir uma sonda na abertura do seu canal auditivo. A sonda tem uma ponta macia para vedar o ouvido. Sentirá alguma pressão no seu ouvido durante alguns segundos enquanto eu meço a função do seu ouvido médio. Este teste é automático e não requer que faça nada, mas por favor evite qualquer movimento desnecessário e evite falar ou engolir depois de a sonda ter sido inserida. Se achar o procedimento doloroso e quiser que eu pare, indique-o dizendo "pare" ou levantando a mão."

Em seguida, foi realizada a audiometria de imitância e foram selecionados os indivíduos com timpanograma do tipo 'A' com presença de reflexos acústicos ao nível da sensação normal. Foi assegurado que nenhum dos sujeitos selecionados apresentava patologia do ouvido médio para considerar o teste ABR evocado por clique e a medição comportamental com cliques.

4.6.5 RESPOSTA AUDITIVA DO TRONCO CEREBRAL (ABR)

O teste ABR foi efectuado com o sujeito deitado em posição supina. Os locais para a colocação dos eléctrodos foram limpos para verificar se havia uma boa atividade EEG, seguindo-se a colocação dos eléctrodos no couro cabeludo e, em seguida, as respostas foram registadas utilizando auriculares de inserção. Os parâmetros do estímulo foram mantidos constantes para a medição subjectiva do limiar de clique e para a estimativa do limiar evocado por clique. O pré-amplificador (pré-amplificador) do equipamento EP foi mantido afastado do transformador de isolamento ou de um grande monitor de computador. Certificou-se de que todos os monitores de computador desnecessários na sala de testes estavam desligados. Pediu-se aos doentes que desligassem os telemóveis durante o ABR para eliminar a contaminação dos traçados por ruídos indesejáveis.

MONTAGEM DE ELÉCTRODOS

Foi utilizado o sistema 10-20 para a colocação dos eléctrodos. Os eléctrodos revestidos a ouro Ag-AgCl foram utilizados para registar os potenciais. Para o procedimento de registo de dois canais, Cz foi colocado no topo da cabeça (ou, por vezes, FPz, que é a testa alta), A1 para o ouvido direito e A2 para o ouvido esquerdo. O elétrodo de terra foi colocado na parte inferior da testa. Para preparar a pele para a colocação do elétrodo, foi utilizado o gel NuPrep com grânulos finos de pedra-pomes para ajudar a esfoliar a pele. O NuPrep foi aplicado com discos de algodão. Limpar suavemente o local do elétrodo para evitar a abrasão da pele.

Os eléctrodos na mastoide foram colocados de forma simétrica e todos os eléctrodos foram colocados em direção ao topo da cabeça do doente. A razão para fazer isto é para que os eléctrodos possam ser separados do cabo do transdutor, o que também ajudará a reduzir o artefacto de estímulo. O equipamento foi ligado antes de o doente ser ligado e desligado depois de os eléctrodos terem sido retirados.

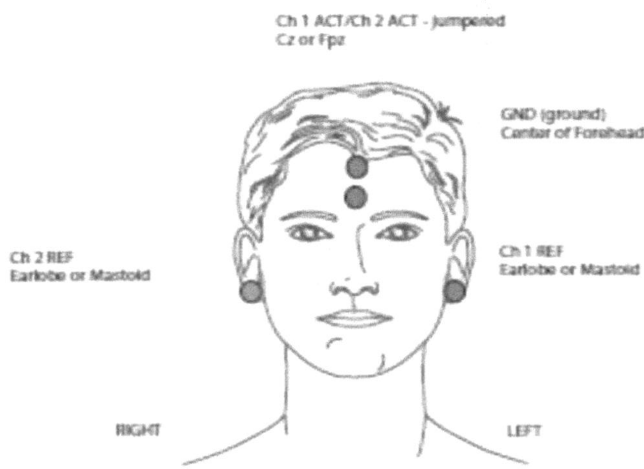

Figura 4.1: montagem de eléctrodos para ABR

PROCEDIMENTOS DE ENSAIO DE ARRANQUE

Quando o sujeito estava relaxado e confortável, o software ABR foi lançado no computador e os dados demográficos dos doentes foram introduzidos. Os eléctrodos foram colocados no doente e a impedância foi verificada clicando em "Impedance" no software. Foram mantidas leituras de impedância baixas (inferiores a 5 KOhms) e equilibradas. Se a impedância fosse inferior a 5 KOhms, o teste prosseguia.

O paciente recebeu um estímulo clique a partir do nível de intensidade de 70 dBnNA. Se as respostas fossem obtidas a 60 dBnNA, então a intensidade era diminuída em passos de 10 dBnNA. E se não fosse obtida resposta, então a intensidade era aumentada em 5 dBnNA. Repetiu-se o nível mínimo de intensidade em que o pico V era detetável. Se o pico fosse consistente e repetível, os níveis de limiar eram anotados no Anexo 2, para posterior análise dos dados.

PARÂMETROS DE REGISTO

Montagem de eléctrodos:	Realizada com uma montagem vertical (testa alta [ativa ou positiva], mastoides [referência direita e esquerda ou negativa], testa baixa [chão]
Impedância:	5kΩ ou menos (também igual entre eléctrodos)
Definições do filtro:	Largura de banda de 30-1500 Hz
Período de tempo:	10ms (mínimo)
Taxa de amostragem:	elevada taxa de amostragem de 20kHz
Intensidade:	Iniciado a 70dBnHL
Tipo de estímulo:	clique (100 us long),
Transdutores utilizados:	Inserir os auriculares

Taxa de estimulação ou de repetição: 21,1

Amplificação:	100-150K
n (número de médias/varrimentos):	2000
Polaridade:	Rarefação

ESTIMATIVA DO LIMIAR COMPORTAMENTAL A PARTIR DE MEDIÇÕES ABR

As medidas do PEATE foram estimadas em relação ao limiar comportamental. O método normalmente utilizado para calcular o limiar de tom puro preditivo na gama de frequências de 1000Hz - 4000Hz (PTA_2) a partir dos valores dos dados registados no PEATE.

A estimativa do PTA2 foi efectuada de acordo com o método clínico predominante utilizado na nossa instituição, que requer a dedução de 10 dB da intensidade do pico V mais baixo identificável, para chegar ao limiar comportamental estimado. A estimativa do limiar comportamental de tom puro a partir do ABR evocado por clique é derivada da fórmula simples (Limiar comportamental estimado (aproximadamente PTA_2) = Limiar de pico v 10dBpicoSPL), em que Limiar de pico v significa a presença do pico V no nível de apresentação mais baixo do estímulo de clique.

4.6.6 ENSAIOS COMPORTAMENTAIS

Os limiares evocados por clique foram obtidos para cada sujeito utilizando o mesmo procedimento de estimativa de limiar da audiometria tonal. O protocolo de teste padrão para a obtenção do limiar comportamental adotado para o presente estudo é o seguinte.

Após a conclusão bem-sucedida do teste ABR, os eléctrodos foram suavemente removidos da cabeça do paciente e o paciente foi liberado com as instruções relativas a outros testes com o clique apenas como um estímulo para obter limiares comportamentais. O paciente foi obrigado a relaxar por 15 minutos após o ABR e a medição do limiar comportamental do clique foi realizada na mesma sala para manter a acústica da sala constante para todas as condições de teste.

PARÂMETROS DE CLIQUE PARA REGISTAR O LIMIAR COMPORTAMENTAL

Os parâmetros do clique foram praticamente os mesmos para a obtenção dos limiares comportamentais do clique e para a obtenção dos limiares do PEATE evocado por clique.

Tipo de transdutor: Auscultadores de inserção

Condições de teste: As mesmas que para o teste ABR e foram efectuadas no mesmo ambiente acústico.

Estado do sujeito: Completamente acordado

Estímulo de teste: Cliques

Intensidade: Iniciado a 30 dBnHL

Taxa de repetição: 21,1

Antes de iniciar a medida do limiar comportamental do clique, o paciente foi colocado confortavelmente sentado na cadeira, de frente para o examinador, e foi instruído a indicar, levantando o dedo, sempre que o som do clique fosse percebido, pois o instrumento ABR não contém a opção de botão de resposta. Não foi necessária a utilização de eletrodos para a obtenção dos limiares comportamentais de clique.

A apresentação do estímulo de clique começou com uma intensidade suficientemente elevada, cerca de 70 dBnNA. A intensidade foi variada em 10dB para baixo e 5dB para cima para cada resposta afirmativa (dedo levantado) e não afirmativa, respetivamente. Se não houvesse resposta ao estímulo, a intensidade do estímulo de clique era aumentada em passos de 4dB e, quando a resposta era afirmativa, a intensidade era reduzida em 2dB. O procedimento foi repetido para obter o nível mínimo de resposta para cada sujeito. O nível mínimo de resposta foi definido como "nível mínimo de intensidade em que o sujeito respondeu corretamente em 50% dos estímulos apresentados". Os limiares obtidos foram anotados numa tabela (Anexo 2) para posterior análise dos dados.

4.7 ANÁLISE ESTATÍSTICA

Os resultados foram analisados de forma descritiva, utilizando-se as medidas de tendência central (média e desvio padrão, mediana e amplitude). A correlação entre os limiares tonais puros (250 Hz, 500 Hz, 1 KHz, 2 KHz, 4 KHz e 8 KHz), os limiares do clique comportamental e os limiares do PEATE evocado por clique foi estudada por meio da técnica estatística do coeficiente de correlação de Pearson.

CAPÍTULO 5

RESULTADOS

O objetivo do estudo foi determinar a correlação entre o limiar comportamental de tom puro, o limiar comportamental de clique e o limiar de ABR evocado por clique. O limiar de tom puro, o limiar comportamental de clique e os limiares de ABR evocados por clique foram obtidos de acordo com os procedimentos de medição padrão mencionados no capítulo 4 anterior.

Os dados obtidos foram analisados estatisticamente e os resultados obtidos para cada objetivo são apresentados a seguir.

OBJECTIVO 1

Determinar os limiares de tom puro para frequências de oitava de 250Hz a 8000Hz e limiar de clique comportamental.

Foi efectuado o limiar audiométrico de tom puro e os limiares de clique comportamental (no instrumento ABR). A média, a mediana, o desvio padrão e o intervalo dos valores da audiometria tonal e dos limiares comportamentais de clique foram calculados e os resultados são apresentados na tabela 5.1.

Os resultados da audiometria tonal na tabela 5.1 mostram que os limiares médios a 250Hz, 500Hz, 1000Hz, 2000Hz, 4000Hz, 8000Hz e clique são 14,5 dBNA, 17,0 dBNA, 14,0 dBNA, 13,33 dBNA, 13,83 dBNA, 13,83 dBNA e 9,33 dBnNA, respetivamente, como mostra a Figura 5.1

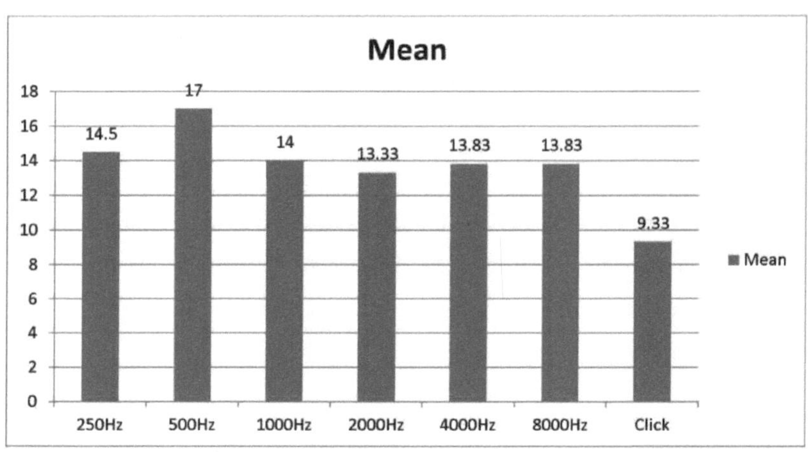

O gráfico 5.1 apresenta a média dos limiares tonais para as frequências audiométricas de oitava e clique em adultos com audição normal.

Como se pode ver na Figura 5.1, a média dos limiares tonais de frequências específicas dos indivíduos foi distribuída normalmente. Os limiares audiométricos tonais foram ainda divididos em 2 conjuntos de frequências: PTA1 e PTA2. O PTA1 foi calculado como a média dos limiares comportamentais de tons puros nas frequências de 500 Hz, 1000 Hz e 2000 Hz. Da mesma forma, o PTA_2 foi calculado como uma média dos limiares comportamentais de tons puros nas frequências de 1000 Hz, 2000 Hz e 4000 Hz. Esta classificação é habitualmente utilizada para a descrição clínica e interpretação dos limiares tonais em várias condições patológicas.

Pode ver-se na tabela 5.2 que o limiar comportamental médio do PTA_1 e do PTA_2 foi de 14,77dBHL e 13,80dBHL, respetivamente.

O clique como estímulo foi utilizado para obter o limiar comportamental dos mesmos sujeitos. A média, mediana, desvio padrão e intervalo do clique, PTA_1 e PTA_2 dos sujeitos são apresentados na tabela 5.2.

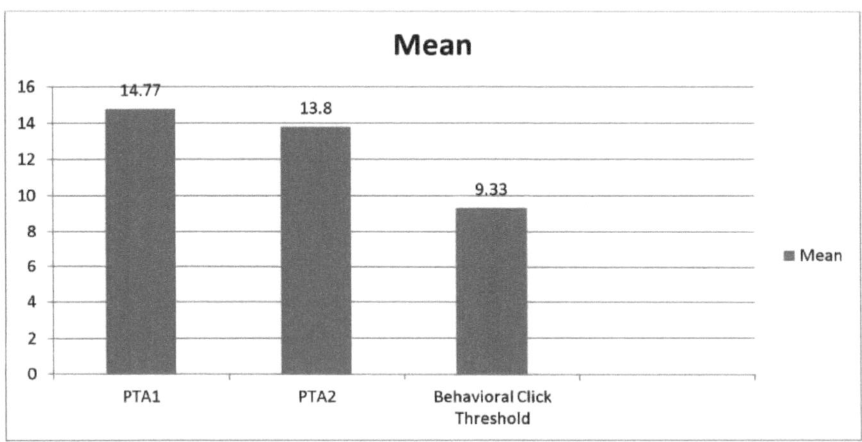

Gráfico 5.2 Apresenta o valor médio do PTA_1 PTA_2 , limiares de clique comportamentais

Os limiares médios dos indivíduos com clique e tom puro (PTA1 & PTA2) são apresentados na Figura 5.2. Pode-se observar na Figura 5.2 que a média dos limiares comportamentais de PTA1 e PTA2 foi de 14,77 dBNA e 13,80 dBNA, respetivamente. A média do limiar comportamental do clique foi de 9,33dBnNA.

OBJECTIVO 2:

Registar os limiares de ABR evocados por clique e correlacionar com os limiares de tom puro.

O limiar do PEATE evocado por clique foi obtido para os indivíduos selecionados. A média, mediana, desvio padrão e intervalo dos limiares do PEATE, PTA_1 e PTA_2 são apresentados na tabela 5.3.

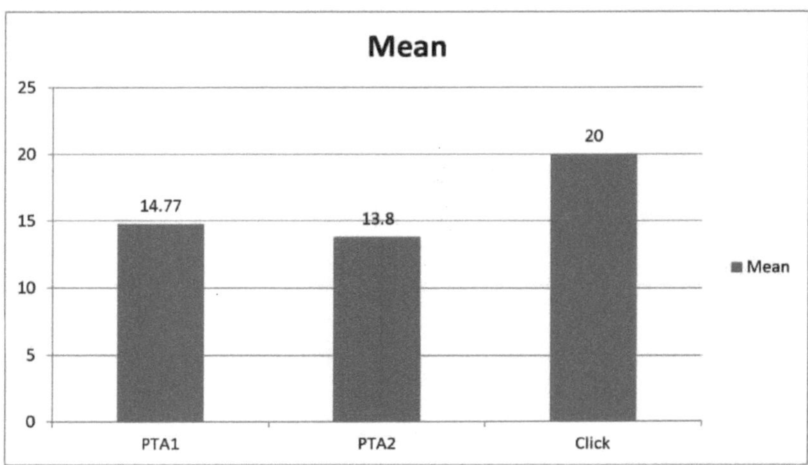

Gráfico 5.3 Apresenta a média, a mediana, o desvio padrão e a amplitude das respostas do PEATE Evocado por Clique, PTA_1 e PTA $_2$

O limiar médio do PEATE foi de 20 dBnNA e o limiar comportamental ajustado a partir do limiar do PEATE foi de 10 dBnNA. Os dados obtidos do limiar comportamental de tom puro, clique comportamental e limiar comportamental ajustado foram submetidos à análise do coeficiente de correlação de Pearson. A tabela 5.4 mostra os dados de correlação do tom puro (PTA_1 e PTA_2) com os limiares do PEATE evocado por clique em adultos com audição normal.

Pode ver-se na tabela que o PTA_2 (média dos limiares auditivos tonais a 1000Hz, 2000Hz e 4000Hz) está correlacionado com r = 0,873 com o limiar do PEATE-clique e o PTA_1 (limiares auditivos tonais comportamentais a 500Hz, 1000Hz e 2000Hz) está correlacionado com r = 0,757. O valor de correlação do PEATE-clique com o PTA_2 é superior ao valor de correlação com o PTA_1 . Assim, pode inferir-se que o limiar estimado do PEATE evocado por clique se aproxima muito do limiar da PTA $_2$

A figura 5.7 mostra os valores de correlação do limiar de tons puros (PTA$_1$ e PTA$_2$) com o limiar de ABR estimado por clique em adultos com audição normal.

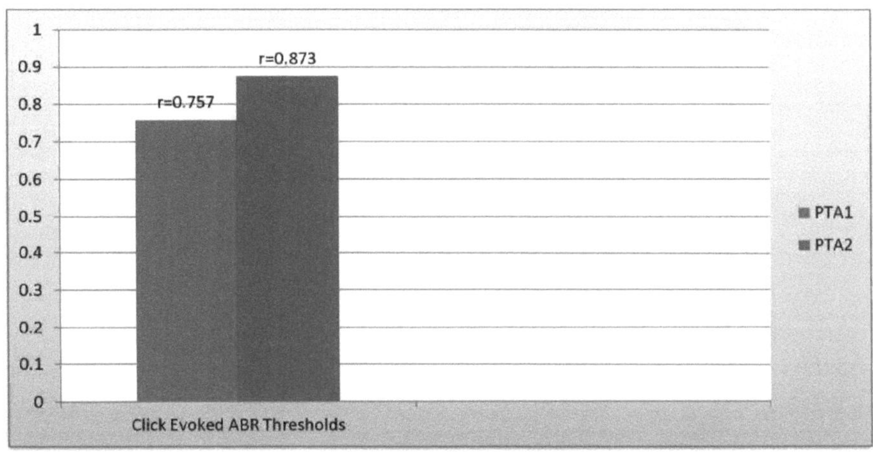

Gráfico 5.4 Correlação do PTA$_1$ e do PTA$_2$ com os limiares comportamentais de clique e respostas ABR evocadas por clique.

OBJECTIVO 3

Obter a correlação entre o tom puro comportamental, o clique comportamental e o limiar do PEATE evocado por clique em indivíduos com audição normal.

Os resultados da audiometria tonal na tabela 5.1 mostram que os limiares médios a 250Hz, 500Hz, 1000Hz, 2000Hz, 4000Hz e 8000Hz são 14,5 dB NA, 17,0 dB NA, 14,0 dB NA, 13,33 dB NA, 13,83 dB NA e 13,83 dB NA para 250 Hz, 500 Hz, 1000Hz, 2000Hz, 4000Hz e 8000Hz, respetivamente.

Na tabela 5.5, foi encontrada a correlação dos limiares comportamentais do clique entre as frequências de oitava 250 Hz, 500 Hz, 1000Hz, 2000Hz, 4000Hz e 8000Hz, com os valores r = 0,516, r = 0,559, r = 0,766, r = 0,826, r = 0,909 e r = 0,900, respetivamente.

A partir do Gráfico 5.5, pode ver-se que, na gama de frequências de 250 Hz a 8000 Hz, os limiares comportamentais do clique têm uma melhor correlação com a gama de frequências de 1000 Hz a 4000 Hz, em comparação com 250 Hz e 500 Hz na população com audição normal.

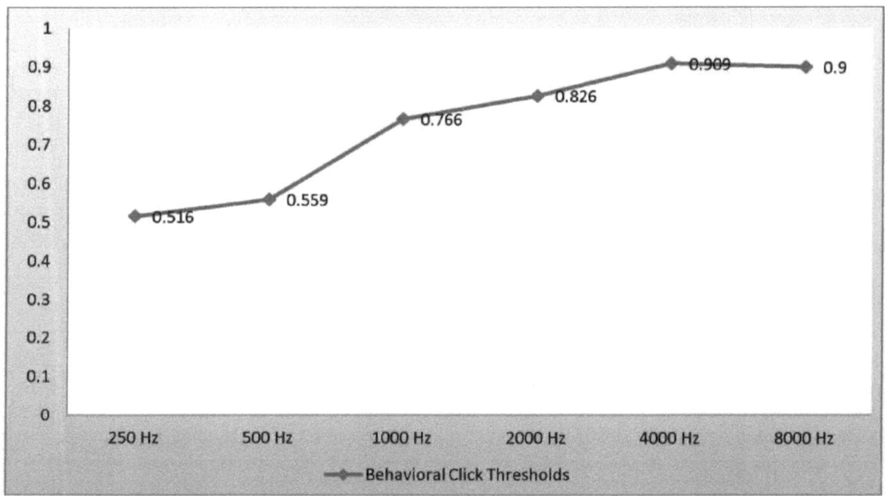

Gráfico 5.5 Valores de correlação dos limiares comportamentais de clique com as frequências de 250 Hz a 8000 Hz.

Os dados estatísticos obtidos sugerem que os limiares comportamentais de clique têm correlação com os limiares comportamentais de tom puro em todas as frequências. No entanto, pode ser observado no gráfico 5.5 que a correlação máxima foi encontrada nas frequências de oitava de 1000Hz a 4000Hz.

A tabela 5.6 mostra a correlação do limiar comportamental de clique com o PTA_1 e o PTA_2 e os limiares do PEATE evocado por clique.

A partir da tabela, pode-se observar que, em indivíduos com audição normal, os valores do coeficiente de correlação do limiar comportamental do clique são mais altos com o

PTA$_2$ (r = 0,89) em comparação com o PTA$_1$ (r = 0,85) e os limiares do PEATE evocado por clique (r = 0,67). Os valores obtidos foram significativos a 0,05. Os valores do coeficiente de correlação I entre essas três variáveis são mostrados no gráfico 5.4.

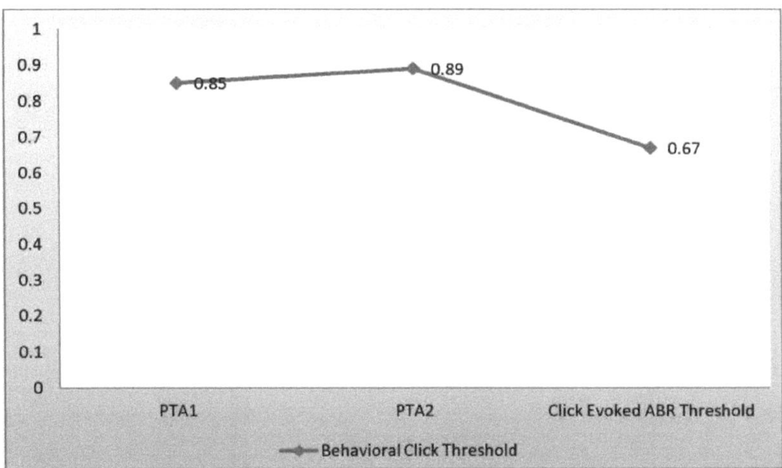

Gráfico 5.6 Correlações dos Limiares Comportamentais de Clique com PTA$_1$, PTA$_2$ e Limiares do PEATE Evocado por Clique.

A fim de determinar a eficácia do estímulo clique para estimar o limiar auditivo, o limiar comportamental do clique foi correlacionado com o PTA$_1$, o PTA$_2$ e o limiar do PEATE clique. Pode ser visto na tabela 5.7 que os valores de correlação são estatisticamente significativos a um valor de p de 0,05.

A tabela mostra que os limiares comportamentais de clique têm valores de correlação de r = 0,75 com o PTA$_1$, r = 0,89 com o PTA2 e 0,676 com os limiares ABR, como mostra o gráfico 5.5.

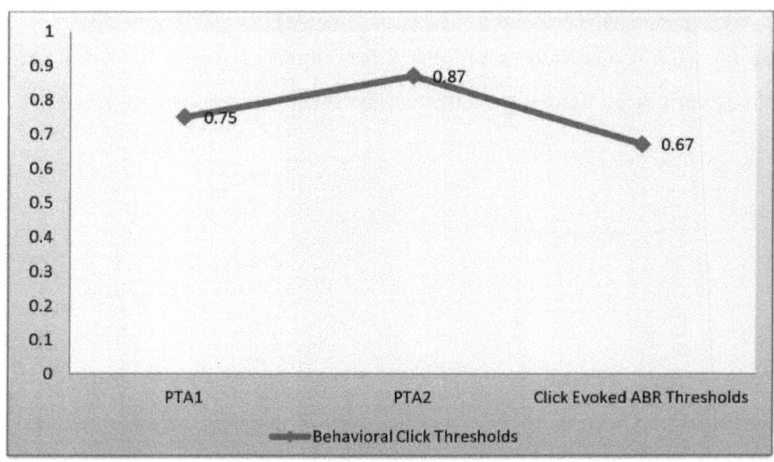

Gráfico 5.7 Correlação entre os limiares comportamentais de clique e os limiares de ABR evocados por clique

O gráfico 5.7 mostra que os limiares de clique comportamentais estão em correlação com os limiares de ABR evocados por clique, com r = 0,67, o que é estatisticamente significativo ao valor de p 0,05. No entanto, pode ser observado no gráfico acima que o limiar de clique comportamental tem uma correlação mais elevada com r = 0,89 com PTA_2 e r = 0,75 com PTA_1 . Por conseguinte, pode inferir-se que o limiar de clique comportamental se aproximou mais do PTA_2 do que do PTA_1 e do limiar ABR evocado por clique.

Assim, a partir da análise estatística e dos resultados acima, pode-se concluir que os limiares comportamentais obtidos com o estímulo de cliques se correlacionam com os limiares comportamentais obtidos com tons puros mais na região de frequência de 1000Hz a 4000Hz, com a correlação mais alta em 4000Hz. Os limiares comportamentais do clique também se correlacionam com os limiares ABR evocados pelo clique, mas a correlação é menor em comparação com o PTA_2 dos limiares comportamentais obtidos com tons puros.

No entanto, é de salientar que a análise estatística mostra uma correlação entre os limiares de ABR evocados por clique ($r = 0,757$ para o PTA_1 , $r = 0,873$ para o PTA_2 e $r = 0,676$), os limiares comportamentais obtidos com tons puros ($r = 0,757$ para os limiares de ABR evocados por clique e $r = 0.89$ para limiares comportamentais de clique) e cliques ($r = 0,676$ para limiares de ABR evocados por clique, $r = 0,75$ para PTA_1 e $r = 0,89$ para PTA_2) ao valor de p de 0,05 nível de significância, indicando que todos os três estímulos podem ser usados individualmente para estimar limiares auditivos na população em questão.

Assim, pode-se concluir que o clique também se qualifica como um estímulo para avaliar o limiar auditivo comportamental para predizer fielmente os limiares auditivos em adultos com audição normal.

CAPÍTULO 6

DISCUSSÃO

O objetivo do presente estudo foi estudar os limiares auditivos comportamentais obtidos com tons puros e clique como estímulo evocador de resposta comportamental em adultos com audição normal. Para atingir o objetivo do estudo, os limiares audiométricos comportamentais utilizando tons puros foram obtidos para frequências de oitava 250Hz, 500Hz, 1000Hz, 2000Hz, 4000Hz e 8000Hz e, em seguida, os limiares auditivos comportamentais para os mesmos indivíduos foram também obtidos utilizando o clique como estímulo, juntamente com os seus limiares ABR evocados por clique.

Os limiares audiométricos do indivíduo encontravam-se dentro dos limites da normalidade. Não foram observadas diferenças de limiares para as frequências específicas. As respostas obtidas para as frequências de oitava estavam dentro dos limites normais, conforme definido e classificado pela ASHA (1981) (ver Tabela 1.1). Da mesma forma, os limiares comportamentais obtidos com o clique como estímulo foram distribuídos normalmente e estão dentro dos limites normais dos limiares auditivos nos indivíduos com audição normal.

Os limiares auditivos evocados por clique identificados na presença do pico V no nível mínimo de intensidade foram obtidos dentro da faixa normal (6,01 ms ± 1,7 DP) em indivíduos com audição normal, de acordo com as normas clínicas. O PTA_1 (média de 500Hz, 1000Hz e 2000Hz) e o PTA_2 (média de 1000Hz, 2000Hz e 4000Hz) também foram calculados a partir dos dados obtidos para a estimativa do limiar audiométrico usando tons puros.

A estatística descritiva foi efectuada através do cálculo da média, mediana, desvio-padrão e intervalo de confiança a 95% dos limiares comportamentais com tons puros (Tabela 5.1), limiares comportamentais de clique e limiares evocados por clique dos adultos com audição normal (Tabela 5.3).

Na estatística descritiva, a média do PTA1 dos indivíduos com audição normal foi calculada como 14,77 dBNA. Da mesma forma, a média do PTA_2 dos indivíduos também foi calculada e encontrada como 13,80 dB NA. De acordo com a metodologia e os requisitos do estudo, os limiares comportamentais de clique também foram obtidos para os mesmos indivíduos. A média dos limiares de clique comportamentais foi obtida como 9,33 dBnNA (Tabela 5.1). A média dos limiares comportamentais de clique foi considerada melhor quando comparada com a média dos limiares comportamentais obtidos com tons puros.

Os valores médios obtidos do PTA_1 (média = 14,77), PTA_2 (média = 13,80), limiares comportamentais do clique (média = 9,33) e limiares do PEATE evocado por clique (média = 20) foram submetidos à análise estatística do coeficiente de correlação de Pearson I para obtenção dos valores de correlação dos limiares obtidos com diferentes estímulos e as hipóteses levantadas foram analisadas estatisticamente.

HIPÓTESE 1

A hipótese 1 afirma que **"não existe uma correlação estatisticamente significativa entre os limiares comportamentais de clique e os limiares de tons puros em relação à PTA_1 e à PTA_2 "**

Para testar esta hipótese, foi efectuada a análise do Coeficiente de Correlação de Pearson entre

- os limiares Behavioral Click e PTA_1 (média dos limiares a 500 Hz, 1 KHz e 2 KHz) e
- Comportamental Limiares de clique com PTA_2 (Média dos limiares de 1 KHz, 2 KHz e 4 KHz).

A análise estatística revelou que os limiares comportamentais do clique tinham uma correlação de r = 0,85 com o PTA1 e r = 0,89 com o PTA_2 a um nível de significância de 0,05. (Ver Tabela 5.6). Os valores de correlação indicam que os limiares do clique comportamental têm uma correlação positiva com o PTA_1 e o PTA_2 . No entanto, os valores de correlação do limiar de clique comportamental são maiores para o PTA_2 (r = 0,89) do que para o PTA_1 (r = 0,85). Por conseguinte, **a hipótese 1** de que **"não existe uma correlação estatisticamente significativa entre os limiares de clique comportamental e os limiares de tom puro relativamente ao PTA_1 e ao PTA_2 "** é **"rejeitada"**.

A análise estatística indica uma correlação estatisticamente significativa a *p=0,05*. Portanto, pode-se inferir que o PTA_2 e o limiar comportamental do clique são comparáveis. Os limiares comportamentais obtidos com o clique são encorajadores, sugerindo que o clique como estímulo é capaz de registar limiares semelhantes em adultos com audição normal. Esse achado está em concordância com relatos de estimativa de limiar com estímulo de banda larga. O estímulo BB é conhecido por produzir limiares semelhantes em comparação com tons puros (Northern, J. L., Downs, M. P., 1989; Hearing in children).

HIPÓTESE 2:

A hipótese 2 afirma que **"não existe correlação estatisticamente significativa entre o limiar comportamental de cliques e o limiar estimado do PEATE evocado por cliques".**

Para testar essa hipótese, foi realizado o coeficiente de correlação de Pearson entre os limiares comportamentais obtidos utilizando o clique como estímulo e os limiares obtidos pelo PEATE evocado por clique. Verificou-se que a média dos limiares comportamentais obtidos utilizando o clique como estímulo foi de 9,33 dBnNA (Tabela 5.1) para os adultos com audição normal. Já a média dos menores valores de pico V do PEATE evocado por clique identificáveis foi correspondente a 20 dBnNA.

A análise estatística indicou que os limiares do PEATE evocado por clique estão em correlação com os limiares comportamentais de clique com r = 0,676, o que é estatisticamente significativo ao nível de 0,05. Portanto, **a hipótese 2 de que "não há correlação estatisticamente significativa entre o limiar comportamental de cliques e o limiar estimado do PEATE evocado por clique"** é **"rejeitada"**.

No entanto, pode-se observar que os valores do coeficiente de correlação dos limiares comportamentais do clique com o PTA_1 (r = 0,85) e o PTA_2 (r = 0,89) são mais altos do que os limiares estimados do PEATE evocado por clique (r = 0,676), como pode ser visto na Tabela 5.6. Isso indica que o PTA_2 se aproxima muito do limiar evocado pelo clique, enquanto o estímulo clique produz um limiar comportamental mais baixo do que os limiares estimados do PEATE evocado pelo clique, especialmente nas frequências de 2000Hz e 4000Hz. Esses achados estão de acordo com os relatos de Stapells et al (1997) e Gorga et al (2006). No entanto, o relatório de Wu Y et al (2009) contradiz os achados do presente estudo.

No entanto, a diferença nos achados do valor do coeficiente de correlação dos limiares comportamentais do clique com os limiares do PEATE evocado por clique pode ter surgido devido a diferenças básicas na metodologia envolvida no cálculo do limiar auditivo entre o presente estudo e os estudos anteriores. Além disso, o estímulo clique no aparelho de ABR é calibrado em dBnNA (Siegal, J. (1967) e os audiómetros são calibrados em dBHTL.

Assim, o limiar comportamental estimado (aproximadamente PTA2) para os indivíduos com audição normal no presente estudo pode ser calculado como 20dBnNA-10dBpeakSPL = 10dBNA. Assim, o limiar estimado evocado por clique é de 10 dBNA e o limiar comportamental obtido com o estímulo de clique foi de 9,33 dBnNA. Existe uma correlação entre o limiar estimado evocado e o limiar comportamental do clique de r = 0,93, que é estatisticamente significativa a um valor de p de 0,05. Portanto, a rejeição da hipótese está correta.

HIPÓTESE 3:

A hipótese 3 afirma que **"não existe correlação estatisticamente significativa entre o**

limiar comportamental para o clique e as frequências de oitava do tom puro de 250Hz a 8000Hz e o limiar estimado do PEATE evocado pelo clique".

A hipótese foi testada através do tratamento dos dados com a técnica estatística coeficiente de correlação de Pearson. A análise revelou que os limiares comportamentais do clique apresentaram correlação positiva com todas as frequências de oitava de 250 Hz, 500 Hz, 1000Hz, 2000Hz, 4000Hz e 8000Hz.

O coeficiente de correlação foi encontrado para ser maior na faixa de frequência de 1000Hz a 4000Hz em comparação com 250 Hz (r = 0,516) e 500 Hz (r = 0,559). E entre as frequências de 1000Hz, 2000Hz e 4000Hz, o valor de correlação do limiar comportamental do clique foi maior com as frequências de 2000Hz (r = 0,826) e 4000Hz (r = 0,909). Assim, a **hipótese 3** de que **"não existe correlação estatisticamente significativa entre o limiar comportamental para o clique e as frequências de oitava do tom puro de 250Hz a 8000Hz e o limiar estimado do PEATE evocado pelo clique" também é rejeitada.**

Portanto, pode-se concluir que existe correlação estatisticamente significante entre os limiares comportamentais de tom puro, limiares de clique e limiares do PEATE evocado por clique. Observa-se que a média dos limiares comportamentais (14,5 dBNA, 17,0 dBNA, 14,0 dBNA, 13,33 dBNA, 13,83 dBNA e 13,83 dBNA) obtidos com tons puros para 250 Hz, 500 Hz, 1000Hz, 2000Hz, 4000Hz e 8000Hz, respetivamente, apresentou limiar inferior à média dos limiares do PEATE evocado por clique (média = 10dBNA).

Além disso, a média do PTA2 (média = 13,80dB HL), que foi calculada a partir da média dos limiares nas frequências de 1000Hz, 2000Hz e 4000Hz, foi comparada com a média do PTA2 estimada a partir dos limiares do PEATE evocado por clique (10dBNA), a diferença de -3 dB (10dBNA - 13,80dB HL= -3dB) foi observada. Isto significa que o limiar estimado com o PEATE clique é inferior em 3dB ao limiar de tom puro do PTA_2 , o que sugere que a nossa estimativa do limiar comportamental a partir das respostas evocadas por clique tem provavelmente um erro de 3dB. No entanto, os dados são pequenos para generalizar os resultados.

Além disso, o valor médio estimado do PTA_2 derivado do potencial evocado por clique foi de 10 dBNA e o valor médio do limiar de clique comportamental obtido foi de 9,33 dBNA, com correlação estatisticamente significante de r = 0,93. Assim, verificou-se que tanto os limiares comportamentais de clique quanto os limiares do PEATE evocado por clique se correlacionam melhor e bem com as frequências em PTA2 em comparação com outras frequências. Os achados favoráveis do estímulo clique na estimativa do limiar comportamental têm explicação suficiente na literatura. A cóclea realiza a análise de Fourier, ou seja, desintegra o estímulo complexo em componentes de frequência limitada (Hearing by Gelfand, 2 edição). Uma vez que o clique é um estímulo de largo espetro e contém frequências de 1000Hz - 4000Hz. Por conseguinte, é muito provável que a resposta comportamental ao clique possa ter tido origem na energia do estímulo disponível em torno de 1000, 2000 e 4000 Hz.

A partir dos resultados acima, pode-se dizer que os limiares comportamentais do clique, o PTA_2 (1000, 2000 & 4000Hz) e os limiares do ABR evocados pelo clique têm correlação estatisticamente significativa e oferecem sensibilidade auditiva na região de frequência de 1000Hz a 4000Hz. Assim, pode sugerir-se que o clique pode ser utilizado como um estímulo para verificar o limiar comportamental da PTA_2 . No entanto, este ponto precisa de ser investigado de forma mais sistemática para explorar a viabilidade do clique como um estímulo para obter o limiar comportamental, de preferência para as frequências de 2000Hz e 4000Hz.

Assim, pode inferir-se que os limiares comportamentais utilizando cliques podem fornecer limiares auditivos equivalentes na audição normal e podem também sê-lo na população clínica. Pode revelar-se um teste que poupa tempo, é mais rápido e benéfico para fins de rastreio na população pediátrica e para os indivíduos que não podem cooperar em testes de longa duração. Além disso, nos doentes com zumbido, a audiometria pode ser administrada utilizando um clique como estímulo em vez de tons puros a 1000Hz, 2000Hz e 4000Hz. Isto pode resultar numa melhor perceção do estímulo sonoro para o paciente.

CAPÍTULO 7
CONCLUSÃO

Existe um consenso geral entre os profissionais de que as respostas comportamentais aos estímulos são mais superiores do que a estimativa objetiva dos limiares auditivos. A audição é uma atividade biológica atenta e as respostas registadas são intencionais. Por conseguinte, acredita-se que as respostas comportamentais são mais fiáveis e precisas, uma vez que o próprio sujeito responde ao estímulo.

A audiometria tonal é um instrumento subjetivo poderoso para a avaliação da função auditiva em crianças e noutras populações. No entanto, a audiometria tonal pode não ser possível em crianças muito pequenas e ser difícil de testar em populações como os deficientes mentais (RM), autistas e outros. Para esta população, as respostas auditivas do tronco cerebral são um teste de eleição para a maioria dos profissionais de saúde auditiva. A revisão da literatura mostra a variabilidade na estimativa do limiar comportamental a partir das respostas auditivas do tronco cerebral evocadas por clique. Por isso, é necessário descobrir a correlação entre o limiar auditivo comportamental e o limiar do PEATE evocado por clique. Por isso, foi realizado o presente estudo. Pretendia-se também descobrir se o clique pode ser usado para determinar o limiar auditivo comportamental.

Os dados obtidos foram analisados estatisticamente com o coeficiente de correlação de Pearson com o valor p a um nível de significância de 0,05 e foram retiradas as seguintes conclusões dos resultados e da discussão sobre o estudo atual:

1. O limiar comportamental do clique obtido tem correlação estatisticamente significativa com o PTA_2 (média de 1000Hz, 2000Hz e 4000Hz) em indivíduos com audição normal. Portanto, pode ser um estímulo adicional para estimar o limiar comportamental.

2. Os resultados aqui apresentados indicam que o limiar comportamental do clique

tem uma correlação significativa com a PTA$_2$. O estímulo clique também se correlacionou significativamente, particularmente com a frequência de 2000Hz e 4000Hz.

3. O limiar de tom puro (PTA$_2$) apresentou correlação estatisticamente significativa com o PEATE evocado por clique. No entanto, o presente estudo verificou que o limiar evocado estimado com o clique pode ser inferior em 3 dB ao PTA$_2$. No entanto, os dados são pequenos para generalizar os resultados. Além disso, as diferenças podem ter surgido de outras fontes e parâmetros que foram utilizados no registo do PEATE. Por conseguinte, pode ser efectuada uma investigação neste domínio.

4. A análise de correlação entre o limiar de tom puro, o limiar comportamental do clique e o limiar do PEATE evocado por clique indicou que existe uma correlação significativa para estimar o limiar comportamental. Assim, pode inferir-se que os limiares comportamentais que utilizam cliques também podem fornecer limiares auditivos equivalentes na audição normal e podem também sê-lo na população clínica. No entanto, a validade do estímulo de clique para a estimativa do limiar comportamental precisa ser investigada mais profundamente.

LIMITAÇÕES DO PRESENTE ESTUDO:

1. A amostra é apenas uma representação da população adulta.
2. Embora o estudo incluísse ambos os géneros, os seus efeitos não foram analisados.
3. Os dados obtidos no estudo não são validados numa população clínica.

ÂMBITO DE ESTUDOS FUTUROS:

1. O estudo pode ser efectuado em pacientes com o problema do zumbido para

avaliar o efeito da estimativa comportamental do limiar de clique no diagnóstico da sua capacidade auditiva.

2. Os dados obtidos no estudo também podem ser obtidos na população pediátrica.

3. Poderá ser efectuado um estudo futuro numa população clínica.

CAPÍTULO 8

RESUMO

Existe um consenso geral entre os profissionais de que as respostas comportamentais aos estímulos são mais superiores do que as respostas objectivas. As respostas comportamentais são intencionais e a audição é uma atividade biológica atenta. Portanto, acredita-se que as respostas comportamentais são mais confiáveis e precisas, pois o próprio sujeito responde ao estímulo. O objetivo do presente estudo foi determinar os limiares auditivos comportamentais com tons puros e clique em adultos com audição normal. Para atingir o objetivo do estudo, foram obtidas as respostas auditivas de 30 indivíduos com audição normal, nomeadamente

- Os limiares audiométricos comportamentais de, utilizando tons puros para frequências de oitava 250Hz, 500Hz, 1000Hz, 2000Hz, 4000Hz e 8000Hz
- Os limiares auditivos comportamentais utilizando o clique como estímulo, e
- Limiares de ABR evocados por clique (de acordo com o método clínico

mencionado anteriormente).

Os resultados foram analisados por meio de estatística descritiva, utilizando-se as medidas de tendência central (média, mediana, desvio padrão e intervalo de confiança de 95%) para os limiares comportamentais e eletrofisiológicos. O coeficiente de correlação de Pearson foi aplicado e a correlação entre eles foi estabelecida. Os achados cardinais sugerem que:

1. O limiar comportamental do clique teve uma correlação estatisticamente significativa com a média de tons puros para PTA2, ou seja, limiar a 1000Hz, 2000 & 4000Hz.
2. O limiar evocado por clique teve correlação estatisticamente significativa com a PTA_2. No entanto, o presente estudo observou uma diferença de 3dBNA. Embora os achados não possam ser generalizados devido ao pequeno tamanho da amostra,

sugere-se cautela na interpretação do ABR evocado por clique.

3. O PTA$_2$, os limiares comportamentais de clique e os limiares de ABR evocados por clique têm correlação estatística e oferecem a sensibilidade auditiva de um indivíduo na região de frequência de 2000Hz a 4000Hz.

Por conseguinte, pode inferir-se que o limiar comportamental do clique pode fornecer um limiar auditivo equivalente na audição normal e pode sê-lo na população clínica. A utilização do clique como estímulo evocador de resposta comportamental pode poupar tempo de teste para a medição do limiar numa vasta gama de frequências em crianças pequenas e na população difícil de testar, e pode revelar-se um estímulo benéfico para fins de rastreio na população pediátrica e para os indivíduos que não podem cooperar para o teste durante um período de tempo mais longo.

Além disso, no paciente com zumbido, a audiometria pode ser administrada usando um clique como estímulo. O paciente e as pessoas com zumbido podem perceber melhor como o tom de pulso na audiometria tonal pura. Além disso, também pode ser útil para monitorizar o progresso da audição devido ao envelhecimento, ao efeito do tratamento, à exposição ao ruído e a outros factores ambientais. No entanto, é necessária mais investigação para explorar as áreas de aplicação prospetiva do estímulo clique na estimativa do limiar comportamental.

QUADROS

Tabela 1.1: Grau de perda auditiva

Degree of hearing loss	Hearing loss range (dB HL)
Normal	−10 to 15
Slight	16 to 25
Mild	26 to 40
Moderate	41 to 55
Moderately severe	56 to 70
Severe	71 to 90
Profound	91+

(Fonte: Clark, J. G. (1981). Usos e abusos da classificação da perda auditiva. ASHA, 23, 493-500).

Tabela 1.2 Relação entre dB SPL e microPascal

Micro Pascals	dBSPL	Example
20	0	Just audible
200	20	Rustle of leaves
2000	40	Quite speech
20,000	60	Conversational speech
2,00,000	80	A shout
2,000,000	100	Pneumatic drill
20,000,000	120	Aircraft takeoff
200,000,000	140	Rocket launching

A **Tabela 1.3** mostra a relação entre dB HL e dB SPL em cada frequência.

	250 Hz	500 Hz	1000 Hz	2000 Hz
HL	0	0	0	0
SPL	24.1	11.3	7.6	5.8

Quadro 1.4 Nível de pressão sonora de referência normalizado para o nível de audição de 0dB.

Frequency (Hz)	ASA – 1951 W.E. 705 A Earphone	ANSI – 1969 (ISO – 1964) W.E. 705 A Earphone	ANSI – 1969 (ISO – 1964) TDH – 39 Earphone	TDH – 49 Earphone
125	54.5	45.5	45.0	47.5
250	39.5	24.5	25.5	26.5
500	25.0	11.0	11.5	13.5
1000	16.5	6.5	7.0	7.5
1500	16.5	6.5	6.5	7.5
2000	17.0	8.5	9.0	11.0
3000	16.0	7.5	10.0	9.5
4000	15.0	9.0	9.5	10.5
6000	17.5	8.0	15.5	13.5
8000	21.0	9.5	13.0	13.0

De acordo com ASHA - 1951, ISO - 1964, ANSI- 1969 e uma nova norma proposta. Os níveis apresentados são os medidos num acoplador padrão de 6 cm^3 (NBS 9A)

A Tabela 1.5 apresenta os factores de correção para converter o limiar do PEATE em dBnNA para Limiares Comportamentais Estimados em dBNA (ou EHL)

Source	500Hz	1000Hz	2000Hz	4000Hz
BCEHP	- 15 dB	- 10 dB	- 5 dB	0dB
Bagatto (2006)	- 20 dB	- 15 dB	- 10 dB	- 5 dB
Hall (2007)	- 15 dB	- 10 dB	- 10 dB	- 10 dB

(Bagatto, Moodie, Scollie, Seewald, Moodie, et al. 2005 Hall 2007)

Tabela 5.1 Apresenta a média, a mediana, o desvio-padrão e a amplitude dos limiares comportamentais de tom puro e dos limiares comportamentais de clique.

Frequencies	N	Mean (dB HL)	Standard Deviation	Median	Range
250Hz	30	14.5	4.10	10	5 – 15
500Hz	30	17.0	2.49	15	15 – 20
1000Hz	30	14.0	3.80	15	10 – 20
2000Hz	30	13.33	6.20	15	10 – 20
4000Hz	30	13.83	7.95	15	5 – 20
8000Hz	30	13.83	7.62	15	5 – 20
Click	30	9.33	3.90	10	8 – 12

Tabela 5.2 Apresenta a média, a mediana, o desvio padrão e os valores de variação dos limiares comportamentais de clique, PTA$_1$ e PTA$_2$ dos sujeitos.

	N	Mean (dB HL)	Standard Deviation	Median	Range
PTA$_1$ (Avg 500Hz, 1000Hz & 2000Hz)	30	14.77	3.20	15	8 – 20
PTA$_2$ (Avg 1000Hz, 2000Hz & 4000Hz)	30	13.80	4.79	14.37	5 – 20
Behavioral Click Threshold	30	9.33	3.90	9.5	7 – 11

Os valores de correlação são significativos ao nível de 0,05

Tabela 5.3: Média, mediana, desvio padrão e amplitude das respostas do PEATE evocado por clique, PTA_1 e $PTA_{.2}$

	Mean	Median	Standard Deviation	Range
PTA_1 (Avg 500Hz, 1000Hz and 2000Hz)	14.77	15	3.20	8 – 20
PTA_2 (Avg 1000Hz, 2000Hz and 4000Hz)	13.80	14.37	4.79	5 – 20
Click evoked ABR thresholds	20	20	5.08	10 – 20

Os valores de correlação são significativos ao nível de 0,05

Tabela 5.4 Correlação do PTA_1 e do PTA_2 com as respostas do PEATE evocado por clique.

	Mean (dB HL)	Standard Deviation	Correlation values with Click Evoked ABR threshold
PTA_1 (Avg 500Hz, 1000Hz and 2000Hz)	14.77	3.20	0.757
PTA_2 (Avg 1000Hz, 2000Hz and 4000Hz)	13.80	4.79	0.873

Os valores de correlação são significativos ao nível de 0,05.

Tabela 5.5 Valores de correlação (r) dos limiares comportamentais de clique com cada frequência

Frequency	Mean (dB HL)	Standard Deviation	Correlation values with Behavioral Click Threshold
250Hz	12.5	4.10	0.516
500Hz	12.0	3.49	0.559
1000Hz	14.0	3.80	0.766
2000Hz	13.33	6.20	0.826
4000Hz	13.83	7.95	0.909
8000Hz	13.83	7.62	0.900

Os valores de correlação são significativos ao nível de 0,05.

Tabela 5.6 Correlações dos limiares comportamentais de clique com os limiares de PTA$_1$, PTA$_2$ e ABR evocado por clique.

Threshold	Mean (dB HL)	Standard Deviation	Correlation values with Behavioral Click Thresholds
PTA$_1$ (Avg 500Hz, 1000Hz & 2000Hz)	14.77	3.20	0.85
PTA$_2$ (Avg 1000Hz, 2000Hz & 4000Hz)	13.80	4.79	0.89
Click Evoked ABR	20	5.08	0.676

Os valores de correlação são significativos a 0,05.

Tabela 5.7 Valores de correlação (r) dos limiares comportamentais de clique com os limiares de PEATE evocados por clique.

	Correlation values with PTA_1	Correlation values with PTA_2	Correlation values with Click Evoked ABR Thresholds
Behavioral Click Thresholds	0.75	0.89	0.676

Os valores de correlação são significativos ao nível de 0,05.

ANEXOS

Anexo I

Formulário de consentimento para participação como sujeito de investigação

Está convidado a participar num estudo de investigação. O objetivo deste estudo é comparar os limiares comportamentais obtidos através da utilização de cliques e de tons puros em adultos com audição normal.

PROCEDIMENTO:

1) Dados demográficos: Ser-lhe-ão feitas perguntas sobre os seus dados pessoais, como o nome, a idade e o historial médico significativo, caso exista.

2) Exame físico dos ouvidos: Os seus dois ouvidos serão examinados através de um otoscópio, para detetar qualquer anomalia ou defeito anatómico.

3) Audiometria tonal: Os seus limiares auditivos serão obtidos através de um audiómetro de tons puros com a ajuda de auriculares de inserção.

4) Resposta auditiva do tronco cerebral: Os seus limiares auditivos serão novamente obtidos através das respostas auditivas do tronco cerebral, utilizando estímulos de clique.

5) Audiometria de Imitância: O teste é efectuado com uma sonda para avaliar as funções do ouvido médio. Não é necessário fazer nada, pois trata-se de um exame automático. Aconselha-se a não se mexer, mastigar ou engolir durante o exame.

DURAÇÃO: O tempo total envolvido na realização destes testes pode variar entre 1 hora e 1 hora e meia, dependendo do seu conforto.

RISCOS: Não há qualquer risco na realização do teste, uma vez que estes testes não são invasivos e não requerem qualquer medicação, sedação, injeção ou qualquer procedimento cirúrgico.

CONFIDENCIALIDADE: As suas informações pessoais, bem como os resultados dos testes nos registos do estudo, serão mantidos confidenciais. Os dados serão codificados e armazenados de forma segura. Salvo autorização expressa do participante, não serão feitas referências em relatórios orais ou escritos que o possam associar ao estudo.

PARTICIPAÇÃO: A sua participação neste estudo é voluntária. Pode retirar-se do estudo em qualquer altura.

CONSENTIMENTO: Li as informações acima e o procedimento foi explicado na minha língua no referido estudo. Dou o meu consentimento para este estudo.

Nome:

Assinatura:

Data:

Anexo II

FORMULÁRIO DE RECOLHA DE DADOS

INFORMAÇÕES PESSOAIS DO PARTICIPANTE

Nome: Idade/sexo:

Endereço:

Número de contacto:

INFORMAÇÃO MÉDICA

Qualquer história significativa:

Zumbido:

RIGHT EAR	LEFT EAR

AVALIAÇÃO OTOSCÓPICA:

RIGHT EAR	LEFT EAR

AUDIOMETRIA DE IMITÂNCIA:

	RIGHT EAR	LEFT EAR
MIDDLE EAR PRESSURE		
STATIC COMPLIANCE		
EAR CANAL VOLUME		
TYMPANOGRAM TYPE		

AUDIOMETRIA TONAL:

EAR	250 Hz	500 Hz	1000 Hz	1500 Hz	2000 Hz	3000 Hz	4000 Hz	6000 Hz	8000 Hz
RIGHT EAR (dB HL)									
LEFT EAR (dB HL)									

Tempo necessário:

Formulário de resposta:

LIMIARES ABR EVOCADOS POR CLIQUE:

	RIGHT EAR	LEFT EAR
Minimum threshold at which Peak V is obtained (in dB nHL)		

Tempo necessário:

LIMIARES DE CLIQUES COMPORTAMENTAIS:

	RIGHT EAR	LEFT EAR
Minimum threshold at which behavioral response for Click was obtained (in dB nHL)		

Tempo necessário:

Tempo total gasto durante o teste:

REFERÊNCIAS

Associação Americana de Fonoaudiologia. (2005). *Guidelines for Manual Pure-Tone Threshold Audiometry* [Diretrizes]. Disponível em www.asha.org/policy.

ANSI S3.6-2004 (2004). Especificação da norma nacional americana para audiómetros (Revisão da ANSI S3.6-1996) (American National Standards Institute)

Don, M. & Eggermont, J.J.(1978). Análise dos potenciais de tronco cerebral evocados por clique no homem usando mascaramento de ruído passa-alto. Journal of Acoustic Society of America. 63, 1084; http://dx.doi.org/10.1121/1.381816

Galambos, R., Hecox, KE. (1978).Clinical applications of the auditory brain stem response.Otolaryngologic Clinics of North America, 11 (3):709-722.

Gorga, M.P., Johnson, T.A., Kaminski, J.K., Beauchaine, K.L., Garner, C.A. &Neely, S.T. (2006). O uso de uma combinação de medidas de resposta auditiva de tronco encefálico evocadas por clique e toneburst para estimar limiares de tons puros.Ear Hear ; 27(1): 60-74.doi:

10.1097/01 .aud.0000194511. 14740.9c

Gorga, M.P., Worthington, D. W., Reiland, J. K., Beauchaine, K.A., Goldgar, D. E. (1985). Algumas comparações entre a resposta auditiva do tronco cerebral

Limiares, Latências e o Audiograma de Tom Puro. Ear & Hearing, março/abril.

IEC 60318-4 Ed. 1.0 (2008). Electroacústica - Simuladores da cabeça e do ouvido humanos - Parte 4: Simulador de ouvido ocluído para a medição de auriculares acoplados ao ouvido por inserções (Revisão da IEC 60711:1981) (Comissão Eletrotécnica Internacional)

IEC 60318-6 Ed.1.0 (2007). Electroacústica - Simuladores da cabeça e do ouvido humanos - Parte 6: Acoplador mecânico para medições em vibradores ósseos (Revisão da IEC 60373:1990) (Comissão Eletrotécnica Internacional)

IEC 60645-3 Ed. 2.0 (2007). Electroacústica - Equipamento audiométrico - Parte 3: Sinais de ensaio de curta duração (Comissão Eletrotécnica Internacional)

ISO 389-x. Acústica - Zero de referência para a calibração de equipamento audiométrico

- Parte 1-9 (International Organization for Standard)

ISO 389-6 (2007). Acústica - Zero de referência para a calibração de equipamento audiométrico - Parte 6: Limiar de referência da audição para sinais de teste de curta duração (International Organization for Standard)

ISO 389-9 (2009). Acústica - Zero de referência para a calibração de equipamento audiométrico - Parte 9: Condições de ensaio preferenciais para a determinação dos limiares auditivos de referência (International Organization for Standard)

Jerger, J. (1978). Prediction of Sensorineural Hearing Level From the Brain Stem Evoked Response (Previsão do nível de audição neurossensorial a partir da resposta evocada do tronco cerebral). Arch Otolaryngology, 104(8):456-461 doi:1Q.1QQ1/archotol.1978.QQ79QQ8QQQ38Q1Q.

Moller, A. R., (2TQQ). A audição: A sua fisiologia e fisiopatologia. San Diego: Academic press.

Northern, J. L., Downs, M. P., (1989); Hearing in children, 4th edition Baltimore: Williams & Willikins.

Schulman-Galambos, C. &Galambos, R. (1979). Brain Stem Evoked Response Audiometry in Newborn Hearing Screening. Archives of Otolaryngol, 1 Q5(2):86-9Q. doi:1 Q. 1 QQ1/archotol.1979.QQ79Q14QQ32QQ6.

Siegal, J. (1967). Limiares auditivos comportamentais entre Q.125 e 2Q kHz usando calibração de simulador de ouvido com compensação de profundidade. *Ear and Hearing.*

Stapells, D.R., Oates, P. (1997). Estimativa do Audiograma de Tom Puro com Resposta Auditiva de Tronco Encefálico: A Review. Audiology Neurootology, (2): 257-28Q.

Stevens, J. (ed.) 1999. Teste da resposta auditiva do tronco cerebral em bebés. Um protocolo de teste recomendado. Disponível em: http://www.unhs.org.uk/protocols/ABR_clickprot_final.shtml

Szymanska A, Gryczynski M, Pajor A. (2008). A estimativa de audiogramas comportamentais, limiares de resposta auditiva de tronco cerebral (ABR) e limiares de resposta auditiva de estado estável (ASSR) de jovens adultos com audição normal. Otorrinolaringologia polaca, 62(6):735-739

Teas, D.C., Eldredge, D.H., & Davis, H. (1962).Respostas Cocleares a Transientes Acústicos: Uma Interpretação dos Potenciais de Ação do Nervo Inteiro. Journal Of Acoustic Society of America.34, 1438 (1962)

Van der Drift,J.F.C., Brocaar, M. P.,& Van Zanten, G. A. (1987). The Relation between the Pure-Tone Audiogram and the Click Auditory Brainstem Response Threshold in Cochlear Hearing Loss: Relation entre.
Revista Internacional de Audiologia. Vol. 26, No. 1,1-10.

Vidler, M.,& Parker. D. (2004). Auditory brainstem response threshold estimation: subjective threshold estimation by experienced clinicians in a computer simulation of the clinical test. International Journal of Audiology; 43:417-429.

Wu Y, Wu H, Li Y, Zhang J. (2009). Previsão de limiar em adultos com audição normal usando ASSR, Tb-ABR e c-ABR: uma comparação dentro do assunto. Journal of Clinical Otorhinolarngology, Head and Neck Surgery, 23(1):4-7.